구금과 의료

감시와 처벌을 넘어서

이 도서의 국립중앙도서관 출판예정도서목록(CIP)은 서지정보유통지원시스템 홈페이지(http://seoji.nl.go.kr)와
국가자료공동목록시스템(http://www.nl.go.kr/kolisnet)에서 이용하실 수 있습니다.
CIP제어번호: CIP2016010754(양장), CIP2016010755(학생판)

구금과 의료

감시와 처벌을 넘어서

신준식 지음

한울
아카데미

일러두기

1. 이 책에서 언급된 교정 행정과 관련된 사항은 교정본부의 견해와 무관하며, 의료 행정과 연관된 담론
   은 의료인 다수의 의견을 수렴하지 아니한 필자의 개인적인 소견임을 밝힙니다.
2. 이 책에 사용된 자료 중 일부는 저작권자를 찾지 못했습니다. 저작권자가 확인되는 대로 정식 허가 절
   차를 진행하겠습니다.

들어가며

2015년은 메르스(MERS: Middle East Respiratory Syndrome)로 한국이 떠들썩한 한 해였다. 구금(拘禁) 현장도 예외는 아니었다. 메르스가 전국의 구금 시설을 바짝 긴장시켰듯이 전염병은 오래전부터 수용자와 형 집행기관 및 교정 당국을 괴롭혔다. 사람들이 구금 시설 내 의료 처우를 개혁할 필요를 느끼고 인권에 차차 눈을 뜨기 시작한 것은 불과 18세기 후반 무렵부터였다. 이러한 흐름의 단초는 오늘날 발진티푸스로 알려진 감옥열(監獄熱, jail fever)의 원인이 열악한 환경에 따른 불결한 위생과 궁핍한 삶이라고 밝혀지면서부터이다. 결과적으로 교도소 개혁에 도화선 역할을 한 것은 세균이었다. 전염병 등의 질병 관리가 구금 시설을 유지하는 데 반드시 필요했다. 따라서 수용 인원이 급격히 증가한 1775년 이후부터 일부 선진국(영국, 프랑스, 미국)을 중심으로 교정 의료가 조금씩 움트기 시작했다.

미국은 1970년 연방 법원(federal court)의 전폭적인 지원과 미국의사협회(AMA: American Medical Association)의 노력으로 의료 서비스의 인적·물적 자원이 향상되었는데, 이는 1992년 구금 시설에서 근무하는 의사들이 비영리 단체인 교정의사협회(SCP: Society of Correctional Physicians)를 조직할 수 있는 기반이 되었다. 현재는 미국교정의학회(ACCP: American College of Correctional Physicians)로 개칭되어 연 2회 학술 대회 개최, 각종 연구 활동, 연 4회 소식지 발간, 교정 의료 전문가 양성을 위한 의대생과 전공의 교육 프로그램 참여, 교정의학(矯正醫學) 전문의 인정 자격시험(CCHP-P) 지원 등 활발하게 활동하고 있다.

영어인 'Desmoteriatrics' 혹은 'Correctional Medicine'은 한국어로 교정의학으로 번역할 수 있다. 하지만 교정의학이란 용어가 치과 영역에서 흔히 사용되고, 언어나 척추를 교정한다는 표현 등 여러 영역에서 사용되고 있어 독자의 혼란을 초래할 수 있는바 제목을『구금과 의료: 감시와 처벌을 넘어서』로 정했다. 좀 더 구체적으로는 감시와 처벌을 넘어서 가야 할 여정(旅程)이다. 수용자 입장에서 오직 격리당하고 죄에 상응하는 대가를 치러야만 했던 과거 피동적 성격의 여정이, 이제는 그들이 주체적으로 스스로를 치유하고 학습하고 재활에 참여하는 능동적 성격의 여정으로 변했으면 하는 바람을 담고 있다. 교정 공무원 입장에서는 자신이 맡고 있는 업무 성격에 따라 각각 상담, 교육, 치료, 재활을 향한 여정이 될 수도 있다. 즉, 감시와 처벌을 넘어서 각자가 떠나야 할 여정은 스스로가 선택해야 할 몫인 것이다. 그리고 그러한 선택은 곧 자신들의 삶이 된다. 나아가 한 명 한 명의 삶이 모여 미래의 교정이 되는 것이다. 하지만 본문에서는 구금 시설과 교정 시설을 혼용했는데 구금 시설은 구치소와 교도소를 통칭하는 표현이고 교정 시설은 기결 수용자의 교정, 교화를 목적으로 하는 시설을 의미한다. 요즘은 교정과 교화의 의미를 지닌 교정 시설이란 명칭이 구금 시설을 대신해 일반적으로 사용되고 있다.

필자는 600쪽에 육박하는 분량과 페이지마다 빼곡히 적힌 미국 교정의학 관련 서적『교정의학 임상 실무(Clinical practice in Correctional Medicine)』를 보면서 위압감을 느끼곤 했다. 미국의사협회와 미국 구금 시설 의사들이 그러한 연구 성과를 축적하기까지 기울였을 헌신과 노고에 절로 머리가 숙여졌다.

이에 비해 한국은 광복 이후 70주년 교정의 날을 맞는 오늘날까지 신입 의무관이나 공중 보건 의사 등 의료인이 참고할 만한 교정 의료와 관련된 국내 서적을 찾아보기 힘들고 구금 시설 근무 의사를 채용하는 것 또한 쉽지 않은 것이 현실이다. 설사 채용되었더라도 신입 의무관 예비 교육은 임용된 지 1달 혹은 수개월이 지난 후 1박 2일 일정으로 이루어지고 있다. 의과대학 시절부터 보았던 일반 의학 서적은 교정 의료에서 필요한 갈증을 해소시키지 못한다.

2011년 1월 1일 서울 구치소에 기술서기관으로 처음 임용된 필자 역시 교정 의료에 대한 경험 부족으로 여러 가지 상황에서 판단의 어려움을 겪어야 했다. 배구선수가 사용하는 근육과 축구선수가 사용하는 근육이 다르듯이 일반 의료에서 흔히 이용되는 의학적 이론과 구금 시설에서 주로 이용되는 의학적 이론에는 분명한 차이가 있다. 예를 들면 에이즈, 결핵, 옴(Scabies)[1], 급성 간염과 같은 감염성 질환과 꾀병, 단식, 자해, 마약, 정신 질환과 같은 특이 질환 수용자와 대면해야 한다. 이들과 대화하고 상황에 맞게 대처하기 위해서는 수많은 경험과 지식이 필요하다. 밀폐되고 자유가 제한된 특수한 수용 환경 때문에 일반 사회와는 다른 접근이 필요한 경우가 많다. 따라서 신입 의무관은 이러한 상황별 대처 능력과 더불어 교정 내 보안 시스템에 적응하기 위해 이른바 정글의 법칙을 빨리 터득할 필요가 있다.

'구슬이 서 말이라도 꿰어야 보배'라고 했다. 이 책은 필자가 연구한 3편의 논문과 보라미 방송 <3분 희망진료실>을 진행하며 모은 건강 칼럼을 뼈대로 살을 덧붙인 것이다. 필자의 부족한 지식을 만회하기 위해 많은 문헌을 참고하려고 했으나 '역사와 의학'이라는 소재 자체가 워낙 방대해 역부족이었

---

1) 흡혈성 절지동물의 하나인 옴 진드기(scabies mite)에 의해 생기는 병으로, 이것에 걸리면 격리 치료가 필요하다.

다. 또한 이 책에서 수감을 체험한 작가들의 자전적 소설을 많이 인용했는데 '문학의 간접성이 주는 교훈' 이외에도, 비유하자면 호텔이나 콘도를 평가할 때 숙박 시설 주인의 평가보다 시설을 이용한 고객의 평가가 좀 더 객관적인 정보로 받아들여질 것이라는 짐작 때문이다.

이쯤에서 필자의 멘토를 이야기하지 않을 수 없다. 필자가 공무원이 되기 전 삼성생명에 근무하던 때 박성수 상무님을 만났다. 그분은 삼성생명이라는 거대 금융기업에서 전문 의사로서 프로페셔널리즘을 몸소 실천하는 모습을 유감없이 보여주셨다. 국제 전문 언더라이터(underwriter) 자격, 국제 보험 계약 심사 자격, 국제 보험금 지급 심사 자격을 국내 최초로 연거푸 따내며 국내 보험업계를 놀라게 했다. 의사로서 보험인으로서 그 실력을 인정받아 소수 직렬로는 드물게 직장인 1%만이 가능하다는 상무로 승진했다. 법무부 내에서 주류 직종이 아닌 소수 직렬인 의사가 전문가로 신뢰받고 교정 공무원의 일원으로 받아들여지기 위해 어떤 자세로 직무에 임해야 하는지 좋은 귀감이 되어주셨다.

2015년 메르스는 비교적 잘 방어했으나 구금 시설 내 의료에 대한 언론의 날카로운 감시는 피하지 못한 듯하다. 바로 의료 공정성 문제였다. 주요 언론사는 수용자에 대한 불공정한 의료 처우 문제를 집중적으로 도마 위에 올렸다. 이제 국민은 담장 안 비밀을 더 이상 용납하지 않고 있고 투명성과 공정성을 요구하고 있다. 이것은 교정 의료에 대한 국민의 기대치가 갈수록 높아지고 있다는 방증일 것이다.

1994년 유엔개발계획(UNDP: United Nations Development Programme)이 펴낸 「인간개발보고서(Human Development Report)」에 따르면 평화는 무기로 보장되는 것이 아니라 인간 생명의 존엄성이 지켜질 때 보장된다고 했다. 오늘날 수용 질서를 지켜주는 것은 더 이상 무력과 강압이 아니다. 한국 사회는 영양과 위생의 보장, 채광권 등 인간으로서 기본적으로 누려야 할 권리와 더불어 수용자의 행복추구권에 이르기까지 수용 처우의 확대를 요구하고 있다. 또한 그러한 기본권과 건강권이 차별 없이 누구에게나 공정하게 주어져야 한다고 여기고 있다. 이러한 인간 안보 측면에서 의료는 제2의 보안이라고 감히 주장하고 싶다. 따라서 교정 의료를 이해하는 것은 구금 시설에서 인간 안보의 목적을 달성하는 데 필수적이다.

그런 점에서 이 책은 언젠가는 반드시 의무관의 손으로 집필되어야 할 책이었다. 직접 교정 의료 현장에서 근무하는 의료인이 교정 의료에 대해 가장 많이 보고 느끼고 읽고 생각하기 때문이다. 그 경험을 바탕으로 이 책은 현장 근무자에게 필요한 족집게 같은 정보를 제공하려고 했다. 교정 의료의 이해를 돕고 교정 의료의 의미와 가치를 일반 교정직 공무원과 공유하고 싶었다.

인권과 질서의 끊임없는 줄다리기 속에 있는 구금 현장이 더욱 따뜻하고 품격 있는 공동체가 되고, 교정과 교화의 목적을 잘 이루어내며, 공정하고 정의로운 형 집행이 성취되는 데 이 책이 작은 밑거름이 되었으면 한다. 또한 교정 의료를 수행하면서 상처를 주지도, 받지도 않을 단단한 감성 근육과 스스로 홀로설 수 있는 자생력을 동시에 키워주었으면 하는 욕심을 내어본다.

끝으로 흔쾌히 지면을 허락해주신 한울엠플러스(주) 임직원 분께 감사를 드리고 싶다. 그리고 평생 성실과 청렴한 삶의 모습을 보여주신 부모님과 집필하는 동안 묵묵히 배려해준 아내와 두 딸에게도 고마움을 전한다.

2016년 봄

신준식

차례

서문

　한국은 예로부터 질병을 하늘이 내린 벌로 생각해 환자를 죄인처럼 대했다. 특히 전염병의 경우에는 더욱 심했는데 1653년 네덜란드인 헨드릭 하멜(Hendrik Hamel)이 본 조선인의 생활 풍경을 통해 이를 확인할 수 있다. 하멜이 당시 목격한 조선인은 환자 옆을 우연히 지나가게 되면 자신에게 부정(不淨) 타는 것을 막기 위해 환자를 향해 침을 뱉고 지나갔다. 그래서 도움을 받지 못한 환자는 그대로 죽어갔다. 전래되는 속담에도 "재수가 옴 붙었다"라는 말이 있듯이 감염성 환자를 돕는 것은 곧 자신이 해를 받아 재수가 없어지리라는 것을 오랜 경험을 통해 습득하게 되었다. 그래서 하멜은 성경에 나오는 착한 사마리아인과 같은 사람을 조선 사회에서 쉽게 찾아보기가 어려웠던 것이다. 또한 일제강점기 나병 환자를 소록도에 감금해 사회와 격리시켰던 적도 있다.

　하지만 이는 외국도 예외가 아니었다. 1959년 제작된 윌리엄 와일러(William Wyler) 감독의 영화 <벤허(Ben-Hur)>를 보면 나병 환자가 병자만 사는 골짜기에 버려져 처참하게 생활하는 장면이 나온다. 나병 환자는 마치 죄인처럼 취급받고 건강한 사람의 눈길을 피해 도망 다녀야 했다. 17세기에 이르러서도 광인, 부랑자, 알코올 중독자, 치매 노인 등은 죄수와 함께 수용소나 구금 빈민 병원에 격리되어야 했다. 이들은 범죄자와 동일한 사회악이었을 뿐 국가가 돌보아야 할 치료 대상이 아니었다. 사회에서 마땅히 분리되어야 할 격리 대상이었을 뿐이었다. 그래서 당시 병원은 수용소 역할을 했고 수용소가 곧 병원 역할을 했다. 이와 같이 과거에 수용자와 환자가 유사한 부류로 취급되어왔듯이 오늘날에도 별도의 공간에 격리되어지고 그들의 기록이 10년간 의무적으로 보존되며 일정한 원칙에 따라 체계적으로 분류된다는 점에서 몇 가지 공통점을 발견할 수 있다. 좀 더 구체적인 예로 매 시간마다 수용동 담당자가 수용자의 인원수와 동태를 파악하듯이 의료진은 일정한 시간마다 환자의 혈압, 체온, 맥박, 호흡수를 측정한다. 법의 심판자들이 과거 전과가 많은 수용자는 범죄의 늪에서 빠져나오기 힘들 것이라고 여기듯이 의사는 그동안 누적된 진료 기록이 많은 환자는 병마의 늪에서 쉽게 벗어나기 힘들 것이라고 예측한다. 수용자는 구금 시설에 수감되면 미결 상태로 재판을 받아 무죄나 무혐의로 풀려나거나 혹은 양형 기준에 따라 일정한 형량을 선고받는다. 수용자의 형이 확정되면 과학적인 분류 심사를 통해 총 4단계(S1~S4)로 처우 등급이 결정되고 수형 기간 중에는 정기적인 심사를 통해 등급이 조정된다. 또한 교정재범예측지표(CO-REPI: Correctional Recidivism Prediction Index)를 자체 개발해 재범 위험성에 따라 다섯 등급으로 나누어 분류해 가석방 심사에 이용하기도 한다. 수용자들이 이렇게 수시로 분류되는 것처럼 환자도 내과, 외과, 산부인과, 정형외과 등으로 구분되고 경증 환자와 중증 환자로 분류되어 해당 입원실로 보내진다. 그리고 질병 종류에 따라 진단 주 수와 입원 기간이 예측되고 예후가 결정된다. 악성종양의 경우 1기에서부터 말기까지 병기가 정해지는데 만약 말기 암 판정이라도 받으면 예로부터 곧잘 사형선고에 비유되었다. 수용자가 수용 기간 교화가 잘 되었다고 판단되면 형량보다 조기에 가석방되어 출소하듯이 환자가 치료 도중 면역력이 좋아 회

복이 빠르면 예상보다 훨씬 빠른 시기에 병원 문을 나서기도 한다.

이러한 점에서 질병과 구금(감금)의 역사가 동시대에 어떻게 서로 변화하고 발전했는지 과거부터 비교하면서 함께 살펴보는 것은 상당한 의미가 있다.

이 책의 구성은 다음과 같다. 제1장과 제2장은 한국과 외국의 구금 시설과 의료 풍경을 시대 흐름에 따라 의사의 시각으로 살펴보았다. 특히 제2장 후반부는 스페인 구금 시설 참관기로서 선진화된 외국 교정의 다양한 교화 프로그램 운영 실태와 전문 인적자원 활용 현황을 알아본다.

제3장은 수감 생활을 경험한 작가들의 문학작품을 통해 교정 의료의 특징을 쉽게 이해할 수 있도록 했는데 의사-환자 관계와 의료윤리 측면에서 성찰할 기회가 될 것이다.

제4장은 전국 35개 구금 시설에 근무하는 57명의 현직 의무관에게 설문을 통해 조사한 연구 결과물이다. 이를 통해 의료인의 생각과 고민을 읽어볼 수 있고 그들이 평소 궁금해 하는 사항에 대해 본문의 여러 장에 걸쳐 필자 나름의 답을 제시했다.

제5장은 바로 앞의 두 장의 연구를 통해 구금 시설에 근무하는 의료인에게 필요한 자질이 무엇인지를 고찰해보았다.

제6장은 의료인뿐 아니라 교정 공무원이 평소에 자주 궁금해하는 사항을 정리했다. 상담과 의료 처우에 도움이 될 만한 정보로 구성했다.

제7장은 구금 시설 내에서 많이 발생하는 질환을 위주로 선별하려고 노력했다. 그러나 의료 처우를 결정하면서 많은 경우에 반드시 해야 할 것과 하지 말아야 할 것 등을 명확히 규정하지는 못했는데 의학이라는 학문 자체가 확률에 근거하는 경우가 많기 때문이다.

마지막 제8장은 1년여 동안 라디오 보라미 방송 <3분 희망진료실>을 진행하며 모았던 원고 중 일부를 발췌해 실었다. 따라서 대화체를 그대로 사용했는데 수용자를 수시로 설득하고 그들에게 좀 더 쉽게 공감하기 위한 상담 및 교육 자료로 활용될 수 있을 것이다.

본론에 앞서 질병의 역사를 간단히 살펴보면, 질병의 역사는 곧 전염병의 역사라고 할 만큼 전염병은 의료사(醫療史)에서 주인공 역할을 톡톡히 해왔다. 그러나 치료적 측면에서 주인공의 상대 역할을 담당할 적당한 맞수는 20세기가 될 때까지 나타나지 않았다. 19세기까지의 의료 행위는 치료 허무주의라는 말이 생겨날 정도로 의사가 할 수 있는 의료 행위가 매우 제한적이었다.

현대 과학 문명의 혜택을 본격적으로 받기 시작한 것은 20세기 중반 이후부터이다. 예를 들면, 마취 기술은 1846년 초보적인 수준에서 시작해 50여 년간 서서히 발전했다. X선은 1895년 빌헬름 콘라트 뢴트겐(Wilhelm Conrad Röntgen)이 발견한 이후 1896년부터 임상에 사용되기 시작했다. 1928년 페니실린(penicillin)이 발견되었으나 본격적으로 사용된 것은 제2차 세계대전 중인 1943년부터였다. 최초의 결핵약인 스트렙토마이신(streptomycin)도 1946년에 사용되기 시작했다. 제1, 2차 세계대전을 거친 이후부터 현대 의학은 점차 위력을 발휘하기 시작했다. 전쟁은 검증되지 않은 의료 기술을 시험할 수 있는 기회를 제공했다. 수혈을 비롯한 각종 응급 의학, 골절 환자를 치료하기 위한 다양한 수술 기법과 마취 방법이 전쟁 중에 급속하게 발달했다.

따라서 고려 시대와 조선 시대를 지나 일제강점기까지의 의료란 의식주와 관련된 문제, 특히 위생과 영양의 수준에 따라 환자의 생명이 결정되었다고 해도 과언이 아니다. 이러한 의료 기술이 구급 시설에까지 도입되기에는 더 많은 시간을 기다려야 했다. 당시의 의료 문제는 주로 굶주림, 추위, 더위 등 인간의 원초적인 문제인 먹고사는 문제와 이들의 결핍으로 초래된 각종 질병과 전염병 등으로 요약할 수 있다.

과거의 이 같은 문제가 오늘날에 와서는 인간관계에서 비롯되는 고통의 문제, 고독, 우울, 불면, 불안 등과 같은 정신과적 문제, 자유의 박탈에서 야기된 고통의 문제, 만성질환자와 고령 수용자의 의료 처우 문제, 의료 공정성과 같은 정의의 문제, 신종 전염병 예방에 관한 문제 등 점차 복잡하고 다양해지고 있다.

 역사가 주는 교훈은 크다. 과거를 돌아보고 이를 반성할 때 현재를 더욱 깊게 이해할 수 있고 미래를 올바르게 계획할 수 있다고 믿는다. 구금과 의료의 역사를 제각기 하나의 주제로 선정해 연구한 자료는 많다. 하지만 구금과 의료를 접목해 동시에 연구한 자료는 국내에서 찾아보기 힘들다. 오늘날에도 감염병 환자와 정신병 환자는 본인의 의사와 상관없이 격리될 수 있고 일정한 시점까지는 퇴원이 어렵다. 심지어 중한 정신질환을 앓는 환자는 때때로 압박붕대로 강박처치를 당해야 하는 경우도 있다는 점에서 감금의 상황과 유사하다. 따라서 구금과 의료는 서로 불가분의 관계에 있다고 할 것이고 이를 병행해 연구하는 것은 매우 흥미 있는 일이다. 이제부터 질병과 구금의 역사를 의사의 시각에서 살펴볼 텐데 구금에서 비롯되는 의료적인 문제가 핵심으로 다루어질 것이다.

제1장

한국의 구금과 의료

1. 고려 시대

1) 고려의 의료 체제

고려는 건국 초기에는 중앙집권적 의료 체제를 구축해 운영해오다가 후기에 오면서 대민 의료 기구를 강화하고 점차 지방으로 의료 대상 범위를 확대시켰다. 처음에는 고위 관료만 치료했으나 모든 사람을 치료하는 것으로 의관(醫官)의 임무가 점차 확장, 변경되었다. 중앙정부의 손길이 미치지 않는 지방에는 중앙에서 파견된 의사가 아닌 자체적으로 의술을 터득한 민간인, 향리, 무속인, 약점사(藥店史)가 그 지역 의료를 담당했다.

당시 통치권자에게 백성은 전시에는 무기를 들고 나라를 지키고 평시에는 생산 활동을 통해 국가 재정을 조달하기 위해 없어서는 안 될 소중한 존재로 여겨졌음이 틀림없다. 그래서 국가 주도의 의료 기관을 설립했는데, 중앙 의료 기관으로 태의감(太醫監)을 두어 의학 교육과 주로 왕실 귀족과 관료의 치료를 담당하게 했고, 군의(軍醫)로 하여금 군사를 치료하게 했으며, 옥의(獄醫)로 하여금 죄수를 치료하는 역할을 맡겼다(<표 1-1> 참고). 의료는 치료 목적 이외에 민심을 다스리고 구휼(救恤)을 담당하는 역할을 하는 한편, 전쟁 중 부상병을 치료하기 위한 군사적 목적에서도 필요했던 것이다. 고려 시대에는 중앙에 형부옥(刑部獄), 전옥서(典獄署), 가구옥(街衢所) 등을 두었으며 지방의 군(郡), 현(縣)에도 옥을 설치해 운영했다. 고려 공양왕 때 헌사(憲司)가 올린 상소문을 통해 고려 말 중앙 정부에서 옥(獄)에도 의관을 파견했음을 알 수 있다.

전옥(典獄)은 죄인이 모이는 곳인데 나쁜 기운이 스며들어 질병이 쉽게 발생하니 죄로서 죽은 것이 아니라 옥에서 병사(病死)하게 되니 심히 불쌍합니다. 그러므로 수형자의 치료를 위해 의관 한 명(一員)을 6개월마다 서로 교대해 전적으로 전옥을 맡게 하소서.[1]

〈표 1-1〉 고려의 국가 의료 기관

중앙 의료 기관	어의(御醫): 임금의 건강을 담당 식의(食醫): 어약(御藥)의 제조와 임금의 음식을 관장 태의감: 양반의 치료와 의학 교육을 담당하는 최고 의료 기관 상약국(尙藥局): 어약의 조제와 왕실 귀족의 치료 담당
대민 의료 기관	동서대비원(東西大悲院): 굶주리고 병든 자를 치료하고 재해 시 구휼을 담당 제위보(濟危寶): 빈민, 행려자의 구휼과 치료를 담당 혜민국(惠民局): 의약(醫藥)을 통해 백성의 질병을 치료
지방	분사태의감(分司太醫監): 치료와 교육을 담당 약점: 약점사를 배치해 일반인에게 약을 판매
기타 의무직	옥의: 죄수들의 치료를 담당 군의: 군사들의 치료를 담당 수의(獸醫): 왕궁의 우마 치료를 담당

---

1) 김형중, 「고려전기의 감옥조직과 그 기능에 관한 연구」, ≪교정연구≫, 제57호(2012), 248쪽에서 재인용.

이 글을 통해 질병의 원인이 나쁜 기운에 의한 것이라는 당시의 질병 관념을 엿볼 수 있을 뿐 아니라 옥의 죄수까지도 왕의 관심이 미쳤다는 사실을 알수 있다. 국가가 이처럼 의료를 중시한 이유와 의관의 의무와 역할에 대해 구체적으로 언급한 내용은 공양왕 4년(1392) 3월에 헌사가 상소한 내용에도 잘기록되어 있는데 이를 요약해 풀면, 의관을 설치한 것은 본래 민생을 위한 것인데 관에 있으면서 월급만 받고 주어진 임무를 소홀히 하며 스스로를 높이려고만 하고 부자나 권세가 있는 사람을 차별해 진료하는 것은 선대(先代) 임금이 의관의 직(職)을 둔 뜻에 맞지 않다면서 환자가 급하게 진료를 요청할때 즉시 달려가 구하도록 법으로 규정해달라고 상소하고 있다.[2]

이러한 헌사의 상소는 오늘날 "의무관은 응급 환자가 발생한 경우에는 정상 근무시간이 아니더라도 지체 없이 출근하여 진료하여야 한다"라는 교도관직무 규칙 제83조를 떠오르게 한다.

2) 의료 처우

고려의 옛 풍속은 사람이 아프면 귀신 들린 것으로 생각해 퇴마(退魔) 의식(부적 사용, 손을 비벼 빌기, 제사)이나 구마(驅魔) 행위(독경, 푸닥거리, 굿)로 병을이겨내려 했는데 이런 풍속은 오늘날도 완전히 사라지지 않고 이어져 내려오고 있다. 아픈 환자를 치료하기 위해서는 의사가 필요한 것이 아니라 귀신을쫓아줄 퇴마사와 귀신을 쫓는 비법을 알려줄 점술사가 더 필요했던 것이다.이러한 풍속은 당시 문인들이 쓴 시(詩)와 같은 문학작품에서도 찾아볼 수 있다. 고려 후기 문호인 이색(李穡)은 노년에 들어 각종 질병에 시달렸다. 그는 자

---

2) 이경록·신동환, 『고려시대의 의료 제도와 그 성격』(대한의사학회, 2001), 172쪽.

신의 병을 치료하기 위해 시도했던 방법을 다음과 같은 시로 표현했다.

세간의 모든 고통이 한 몸에 다 모여서
기거동작을 모두 옆 사람에 의탁하네
병든 아내는 살 지지며 부처를 재차 외치고
늙은 종은 땀 흘리며 자주 푸닥거릴 하누나
주역점 치는 강 판수는 판단을 가벼이 하고
비술 가진 최씨 노인은 꽤나 자중을 하네
다만 다생의 남의 기습이 있을 뿐이요
매화와 시의 흥취는 아직도 청산하다네[3]

이처럼 당시 사람들은 몸에 귀신이 침범해 질병이 발생하므로 귀신을 쫓아내면 병이 치유된다는 인식이 있었다. 또한 질병은 신이 내린 벌이라고 생각하기도 했다. 그래서 무당을 불러 굿을 하거나 점쟁이를 찾아 경을 읊는 행위는 당시 흔한 풍습이었다. 그래서 종교 활동을 위주로 하면서 의료 행위를 겸하는 사람들이 등장하는데 무당이나 승려가 그들에 해당한다.

옥의 병자를 치료하기 위해 의관을 파견하려는 시도가 있었으나 당시 질병에 대한 인식과 대처 방법을 봤을 때 죄수의 의료 처우는 의관의 손길이 미쳤다 하더라도 한계가 있을 수밖에 없다. 그래서 전염병이 돌 때 국가에서 선택한 대체 수단은 석방이 가장 효과적인 해결책이었다고 할 수 있다.

다음은 1123년 고려 인종 때 송나라 서긍(徐兢)이 고려 사신으로 와서 개경에 머물면서 보고 들은 것을 기록한 글로 당시 옥의 풍경을 엿볼 수 있다.

---

3) 여인석 외, 『한국의학사』(KMA 의료정책연구소, 2012), 89쪽.

가벼운 죄인은 형부로 보내고 도둑 및 중죄인은 옥으로 보내는데, 포승으로 잡아매어 한 사람도 도망갈 수 없고, 가추를 채우는 법도 있다. 그러나 지체하기만 하고 판결을 내리지 않아 철을 넘기고 해를 지나기까지 하는데, 금을 바쳐야만 풀려난다. (중략) 해마다 8월에 죄상을 참작해 가벼운 죄를 지은 죄수를 석방한다. 고려인들의 성격이 본디 인자해, 죽을죄라도 거의 용서해 산골이나 섬으로 유배하고, 세월의 다소와 죄의 경중을 헤아려 사면해준다.[4)]

민심이 곧 천심이라는 인본주의의 영향과 국가 존립을 위해 당시에도 정상을 참작한 감면 조치가 이루어졌다. 가혹한 형벌이 자연의 보복을 초래한다고 생각했고 가뭄과 홍수 등 자연재해로 인해 피폐해진 민심을 다독일 필요도 있었다. 국가 재정의 기반을 이루고 있는 백성 중 한 사람인 죄인을 풀어주는 것은 안정적인 국가 통치와 유지에도 필요했기 때문이다. 임금이 질병으로 장기간 병마에 시달릴 때도 죄수를 석방하기도 했다. 이러한 사면 제도는 이미 삼국시대부터 시행되어왔고 고려 시대에 와서는 추가적으로 부모 사망 시에 구금 죄수를 휴가 보내는 보방제(保放制)를 실시했다는 기록이 전해진다. 서긍의 기록에서 보듯이 사건 처리가 지체되어 옥에 오래 갇혀 있어야 하는 체옥(滯獄)이 당시에도 발생했고, 공무원의 뇌물 수수 등 부조리 행위, 특별 사면 제도, 가석방, 귀휴 제도 등은 오늘날의 모습과 흡사함을 보여주고 있다.

4) 서긍, 『고려도경』, 민족문화추진회 옮김(서해문집, 2005), 134쪽.

2. 조선 시대

1) 의료의 풍경

조선을 대표하는 의료기관은 내의원(內醫院), 전의감(典醫監), 혜민서(惠民署) 등이었다. 내의원은 왕과 양반을 치료하는 기관이었고 전의감은 의학 교육과 함께 공무적인 의료 활동을 담당했다. 혜민서는 백성을 위해 약을 제공하고 활인서(活人署)에 의원을 파견하는 일, 감옥에 월령의(月令醫)를 파견하는 일, 의녀를 교육하는 일 등을 했다. 고려 시대에 비해 의료 체계가 좀 더 진보한 모양새를 갖추고는 있었으나 약초, 독경, 굿 위주의 의료 수준은 별반 나아지지 않았다. 김안국(金安國)이 중종 37년(1542)에 편찬에 참여했던 『분문온역이해방(分門瘟疫易解方)』에는 전염병의 원인을 추정하기를 추위와 더위가 계절에 어긋나게 오거나 폭풍우가 불고 안개가 흩어지지 않으면 역병이 발생하기 쉽다고 했는데 이는 마치 귀신의 기운이 있는 것 같다고 했다.[5]

기온 변화가 심하면 인체 면역력이 약해져 감기와 같은 호흡기 질환에 걸리기 쉽다. 그리고 홍수와 같은 자연재해가 발생하면 콜레라와 같은 수인성 질병에 쉽게 노출된다. 당시의 우리 선조들은 이러한 분명한 원인으로 발생한 질병을 귀신의 기운에 의한 것으로 생각한 것이다.

이처럼 전염병의 원인을 과학적으로 정확하게 규명하지는 못했으나 나쁜 기운 때문에 사람 사이에 전염이 될 수 있으므로 격리가 필요하고 전염병 유행 지역에서 멀리 떠날 필요가 있다고 생각하게 되었다. 원인은 잘못 짚었지만 어쨌든 그러한 조치들이 아무런 조치를 취하지 않은 것에 비해 어느 정도

---

5) 수원화성박물관대학 엮음, 『조선시대 생활사』(2011), 7쪽에서 재인용.

의 효과는 있었을 것으로 생각된다. 정조(정조 10년, 4월 20일)의 지시에 따라 전의감과 혜민서에서는 아래와 같이 10개 조항6)의 전염병 유행 대책을 마련했는데 이를 통해 당시 의관의 역할과 의료 업무에 관한 사항을 엿볼 수 있으며 나름대로 전염병에 대한 국가적 조치가 있었음을 확인할 수 있다.

① 의원 차출과 활동: 두 기관에서는 각각 의술 솜씨가 뛰어난 의원 3인씩을 뽑아 하루 종일 전의감 또는 혜민서에 근무하면서 가벼운 환자의 경우에는 증세를 물어서, 중한 환자는 가서 진찰해 처방과 약을 지급토록 했다.

② 약의 지급 대상과 문서화: 반드시 가난한 사람에게만 지급토록 했다. 왕진과 약의 지급은 반드시 문서에 기록토록 했다.

③ 소용되는 환제나 탕액 등의 약물 마련: 우선 전의감과 혜민서의 공물 가운데서 마련토록 했고, 부족한 수량은 진휼청(賑恤廳)에서 별도로 지원토록 했다.

④ 약 지급의 부정 방지: 가난한 사람이 아닌 사람이 허투루 약을 꾸며 받았을 경우에는 중한 죄로 처벌하고, 환자의 경우에는 미리 관아에 고해 확인 도장을 받아놓았다가 약이 필요한 경우에는 이를 근거로 약을 받도록 한다. 이번 조치는 매우 드문 은택이기 때문이다.

⑤ 의원에 대한 보상: 녹봉을 받지 않는 의관의 경우에는 진휼청의 여역(癘疫) 구료(求療) 지침에 따라 식량과 반찬을 지급토록 했다.

⑥ 약물 지급 문서의 상부 보고: 전의감과 혜민서에서 지급한 약물을 날마다 기록해 5일 동안 사용과 재고 통계를 제조(提調)에게 보고토록 한다.

⑦ 왕진 전용 말의 확보: 의관이 왕진할 경우, 병조로 하여금 청파와 노원 두역의 역마 1필씩을 준비하고 양료(養料)까지 지급해 주야로 양의사(전의감, 혜민서)에 대기시키도록 했다.

---

6) 신동원, 『조선의약 생활사』(들녘, 2014), 607~609쪽에서 재인용.

⑧ 홍역 환자 기록: 병을 진찰해 증세를 논한 건수, 지급한 약물의 환, 첩의 수, 약을 쓰지 않은 건수 등을 일일이 기록한 후 5일 간격으로 초록(抄錄)해 보고토록 한다.

⑨ 근무 의원의 사적 진료 허용: 차출된 의관이 이미 이전부터 왕래하며 간병한 곳이 있었다면, 이 일로 인해 그만두지 않도록 하되 공무용 말을 타지는 못하도록 하며 이를 핑계로 근무 태만인 경우 논죄토록 했다.

⑩ 의원의 대기: 전의감 또는 혜민서의 의관이 왕진을 나갔을 때 환자가 찾아올 수 있으므로 모두 다 비우는 일이 없도록 하며, 3인 중 1인이 번갈아 가며 대기토록 한다. 또 병을 진찰하는 일 외에 이유 없이 외부에 나갔다가 적발된 자는 엄중하게 처벌토록 했다.

질병의 경중에 따른 진료 방식의 구분, 진료와 처방의 기록과 보존, 가난한 자에게만 약을 지급하도록 하는 것, 공과 사를 구분한 업무 지침, 근무지 이탈 금지, 의료 공백이 없도록 해 응급 상황에 대처토록 하는 것 등은 오늘날에도 변함없는 조치라 할 것이다.

조선 시대까지 의료 분야가 언급된 사료를 살펴보면 민중의 삶이 아닌 임금과 양반 위주의 삶을 담고 있는 경우가 많다. 당시의 구금 시설 의료 처우 수준을 짐작하기에는 오히려 민간에서 펼쳐진 의료 수준이 어떠했는지를 알아보는 것이 이해가 빠를 것이다. 1653년 조선에 표류한 후 13년간 조선에 표류한 네덜란드인 하멜은 기행문에서 "보통 사람들은 의원을 부를 여유가 없기 때문에 한약재도 그리 필요로 하지 않는다. 의원은 모두 돈 많은 양반들만 상대한다. 코레아는 본래 매우 건강한 나라이다. 평민들은 장님 점쟁이나 무당들을 의원으로 활용한다"7)라고 한 점에서 당시 백성이 받던 의료 혜택 수준을

---

7) 강준식, 『다시 읽은 하멜표류기』, 296쪽.

짐작할 수 있다. 그리고 원보영의 연구에 소개된 향촌 사회에서 벌어진 일을 담은 농가의 일기는 당시 민간 의료를 이해하는 데 많은 도움을 준다. 『예천 맛질 박씨가 일기』(1834~1941)와 『구례 문화 류씨 생활일기』(1851~1936)가 그것으로 향촌 사회에서 벌어진 농가의 일기이다.[8] 이 사료는 당시 유행한 질병과 민간 의료 상황을 비교적 상세히 전하고 있다. 이 두 사료에서 가장 흔히 언급된 질병은 종기, 수인성 설사, 감기이다.

민간에서 행해진 의료 수준은 한심했다. 예를 들면 종기 치료에 밀가루 반죽을 붙이거나 닭 생육 혹은 개구리를 찢어 붙인다거나 학질에 죽 쑤어 버리기 등 근거 없는 방법이다. 백성의 평균 수명과 죄수의 건강 상태가 어떠했을지는 굳이 말하지 않아도 충분히 짐작하고도 남을 것이다. "종기를 침으로 터뜨려 살아난 사람이 없다"(1878년 8월 26일 자)[9]라고 기록된 『구례 문화 류씨 생활일기』의 내용도 이를 뒷받침하고 있다. 열악한 위생 수준과 영양 상태 이외에도 각종 전염병과 감기로도 수많은 목숨을 잃기도 했다. 반면에 왕과 귀족은 의술이 가장 뛰어난 사람 중 가려 뽑은 내의(內醫)들에게 좀 더 나은 혜택을 받을 수 있었는데 값비싼 중국 한약재, 우황(牛黃), 웅담고(熊膽膏), 침술 등 다양한 치료를 받을 수 있었다.

『조선왕조실록(朝鮮王朝實錄)』에 따르면 27명의 조선의 왕 중 12명이 종기로 고생했다고 기록되어 있다. 그중 문종, 성종, 효종, 정조 등 4명의 왕이 종기가 직간접적인 원인이 되어 사망했다. 종기를 치료하기 위한 침구술은 15세기 이후부터 발달하게 되는데 최초의 외과 전문의라고 할 수 있는 치종의(治腫醫)가 생겨나기 시작했고 치종청(治腫廳)이 만들어졌다. 왕들은 그나마 뛰어난 침술을 가진 내의에게 외과적 시술을 받을 수 있었다. 종기를 잘 치료한

---

8) 원보영, 『의료 민속학적 연구』(민속원, 2010), 56쪽.
9) 같은 책, 283쪽 재인용.

덕분에 비천한 노예 신분이었으나 당상관(堂上官) 벼슬까지 오르고 임금의 총애를 받은 사람도 있었다. 중종 때의 김순몽(金順蒙)이라는 사람이 그중 한사람이다. 윤후익(尹後益) 또한 침술 하나로 특채가 되어 현종의 종기를 치료해 당상관 벼슬에 올랐다. 그럼에도 조선 왕의 평균 수명은 46.1세에 지나지 않았다. 『조선왕조실록』과 『승정원일기(承政院日記)』에 나타난 조선 시대 왕의 치료 수준을 보면 왕을 치료한 내의의 의술 수준이 최고인 점을 감안할 때 백성이 받는 의료 혜택과 구금 시설에서의 의료 처우가 어느 정도일지는 쉽게 미루어 짐작할 수 있다.

조선 후기로 갈수록 전문 직업인으로서의 의사가 등장하게 되는데, 이들을 업의(業醫)라고 했고 양인 신분에 속했다. 양반 중에는 자신들의 가족을 직접 치료하기 위해 중국 의학 서적을 공부해 의술을 익히기도 했는데 이들을 유의(儒醫)라고 했다. 과거시험에 합격해 관직에 진출해 관료 의사가 되면 이들은 중인 신분에 속했다. 유의를 제외하고는 그다지 사회적 지위가 높지는 않았으나 앞에서처럼 내의로 발탁되어 실력을 유감없이 발휘하게 되면 신분 상승에서 궁궐은 그야말로 이들에게 열린 공간이 되었던 것이다.

2) 옥의 풍경

수도 한양에 전옥서를 두었고 좌, 우 포도청과 의금부(義禁府) 및 각 지방의 군현(郡縣)에도 옥을 설치했다. 대부분이 둥근 담으로 둘러싸인 원옥(圓獄)이었다. <그림 1-1>은 그러한 옥의 모습과 위치를 잘 보여주고 있다. 조선 시대에는 신체를 구속시키는 오늘날의 자유형(自由刑)은 없었고 형(刑)이 확정되기 전까지 미결 수용자를 수감하는 형태로 옥이 운영되었다. <그림 1-1>은 구례현 읍성의 지도이다. 성곽 내부의 동북쪽에 조그만 원형옥 내부에 '獄'이라

〈그림 1-1〉 조선의 읍성과 옥

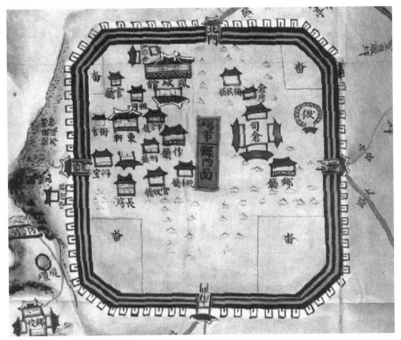

자료: 법무행정자료실.

표기되어 있다. 이 읍지는 1872년에 작성된 것으로 규장각에 소장되어 있다. 옥의 위치가 읍성 안의 민가 가까이에 위치하고 있고 원형(圓形)의 담벼락으로 둘러싸여 있다.

　이와 달리 중세 유럽의 경우는 옥의 위치가 성곽 내부 지하에 위치하고 있는 경우가 많았다. 건물의 지하는 습할 수밖에 없고 세균과 곰팡이가 서식하기 좋은 환경이 된다. 또한 환기와 채광이 오히려 조선 시대 원옥에 비해 불리할 수밖에 없다. 보건 위생적인 측면에서 이러한 요소들을 고려해보았을 때 중세 유럽의 옥은 설사 웅장한 성 안에 위치했더라도 조선의 원옥에 비해 결코 나은 점이 없었으리란 추측이 가능하다.

다음에 소개되는 인용문은 1878년 제6대 조선 교구장이었던 펠릭스 클레르 리델(Felix Clair Ridel) 주교가 1월 28일 체포, 투옥되어 6월 10일 석방될 때까지 5개월여 간 좌, 우 포도청에서 보낸 감옥 생활에 대한 수기이다. 오늘날 수용자 맞춤형 개별 처우에 해당하는 조선 시대 감옥 풍경이다. 현재와 비교하면 흥미로울 것이다. 도둑 죄수, 채무 죄수, 신자를 각기 달리 처우하고 있다.

도둑 죄수는 앓고 있을 때도 약을 주거나 어떤 진정제 같은 것을 주지 못하게 되어 있었다. 병을 앓는다고 해서 어떤 혜택을 받거나 매질에서 면제받지는 못했다. 심지어 착고도 벗지 못한 채 그저 심지가 꺼지듯 생명이 꺼지도록 놔두었다가, 죄수가 마지막 숨을 거두어서야 착고를 벗겨낸다. 그러고는 옥졸이 입회해 도둑 죄수 네 명이 죽은 죄수의 팔과 다리를 들어 송장실에 갖다 놓는다. 밤이 되면 하급 직원들이 와서 시체를 짚으로 만든 거적때기에 싸서 성곽 밖에다 내다버린다. 그것으로 끝이다. (중략) 죄수들은 도둑, 채무 죄수, 신자의 세 부류로 나뉘어 각각 다른 칸을 차지하고 있다. 그중 도둑들의 처지가 가장 비참하다. 아침, 저녁 하루 두 끼의 식사와 잠을 자는 것도 금지되어 있다. 여자 도둑들은 남녀 혼거실에 수용되어 밤낮 발에 착고를 차고 있고 옴이 온몸에 올라 상처 부위가 썩어 들어간다. 굶주림으로 몇 명은 뼈에 가죽을 입혀 놓았다고 밖에 말할 수 없는 상태였다. 또한 여름이나 겨울이나 거의 벌거벗고 있다.[10]

도둑 죄수의 수용 처우는 매우 가혹해 보인다. 어떤 약도 처방받을 수 없었고 아프다고 고문이 면제되는 것도 아니었다. 수면 박탈, 남녀 혼거 수용, 보호 장구 착용, 추위에의 노출, 굶주림은 도둑질에 대한 당시 엄한 법 감정을 느낄 수 있다. 남녀 혼거 수용에 대해서는 세종 14년(1432년) 남옥(男獄)과 여

---

10) 펠릭스 클레르 리델, 『나의 서울 감옥생활 1878』, 유소연 옮김(살림, 2008), 141, 156쪽.

옥(女獄)을 구별해 짓도록 했고 중종 13년(1519)에 대사간(大司諫) 김양진(金楊震)이 주청한 기록을 보면 이미 중죄인도 남녀를 분리해 수용하도록 지침을 바꾸고 있다. 이러한 지침에 대해 국가 시책과 일선 기관에서의 실제 이행 사이에는 많은 괴리가 있음을 알 수 있다. 세종 22년(1440) 8월 근정전(勤政殿)에서 조회를 받을 때 "법을 만들기가 어려운 것이 아니라 법을 지키고 시행하기가 어렵다"[11])라고 한 것은 이러한 사실을 뒷받침하고 있다.

3) 인본주의 향기

중범죄자가 아닌 일반 범죄 사범에 대해서는 어느 정도 인권 의식이 있었음을 세종 30년(1448) 8월 25일 전국 각 도 감사에게 내린 수용자 처우와 관련한 유시(諭示)의 내용을[12]) 통해 엿볼 수 있다. 위생과 한서(寒暑)에 대비해 구체적인 대책을 세우도록 지시하고 있다는 점에서 죄인을 측은하게 여겨 형 집행을 신중히 행하도록 하는 조선 시대 인본주의 사상을 잘 보여주고 있다고 하겠다. 이를 요약하면, 죄인들이 병에 걸려 옥사(獄死)하는 것을 방지하기 위해 더운 여름에는 냉수를 자주 공급해주고 열흘에 한 번 목욕을 할 수 있도록 했다. 냉수의 공급은 혹서기에 탈수를 방지하도록 하고 목욕은 체온을 내려주어 일사병과 열사병에 걸리지 않도록 예방하는 조치이다. 또한 한 달에 한 번씩 머리를 감을 수 있도록 했는데 이것은 머릿니와 같은 흡혈성 절지동물의 번식을 막는 조치라 할 것이다. 10월부터 정월까지는 추위에 대비해 옥 안에 두텁게 볏짚을 깔도록 해 혹한기에 죄인이 동사하는 것을 방지하도록 했다.

온돌 문화가 민중에 보급된 것은 조선 중기 이후라고 전해진다. 설사 옥에

---

11) 홍이섭, 『세종대왕』(세종대왕기념사업회, 2004), 102쪽.
12) 한국형사정책연구원, 『조선시대 행형제도에 관한 연구』(2000), 142쪽.

까지 온돌이 보급되었다고 하더라도 땔감이 항상 부족했기 때문에 무용지물인 경우가 많았다. 따라서 당시의 옥은 볏짚을 두텁게 깔아주는 것이 그나마 혹한에 대비한 특별한 처우였던 셈이다. 세종의 이러한 상세한 수용 관리 지침이 현장에서 어느 정도까지 실천이 되었는지 의문이나 이러한 명을 받들어 행하지 않는 관리는 엄하게 문책하도록 지시하기도 했다.

다음의 인용문은 고령 수용자가 급속히 증가하는 요즘 추세에 눈여겨볼 대목이다. 필자의 환자 중 91세 알츠하이머 치매 환자가 있었다. 치매와 난청으로 옆 사람과 대화가 불가능하고 대소변도 기저귀를 통해 해결해야만 하는 고령의 수용자였다. 이 환자를 보면서 인지 기능이 없는 고령의 치매 수용자에게 형을 집행하는 것이 과연 어떤 의미가 있는지를 고민했던 적이 있다.

> 세종 12년(1430)에 명이 내렸다. "감옥에 갇히는 것과 채찍의 아픔은 사람들이 모두 괴로워하는 바이지만 그중에서도 더욱 측은한 것은 늙은이와 아이들이 당하는 것이다. 지금부터는 15세 이하와 70세 이상인 경우, 살인 강도를 제외하고는 구속을 허락하지 않으며, 80세 이상과 10세 이하인 경우에는 비록 죽을죄를 저질렀더라도 또한 구속해 고문하지 말고 여러 사람을 불러 증거를 대도록 해야 한다."[13]

65세 이상 인구는 전체 건강보험 적용 인구의 12.2%에 지나지 않지만 진료비에서 차지하는 비중은 1/3 이상인 36.3%를 차지한다는 2015년 건강보험심사평가원의 통계자료와 65세 이상 미국인 절반 이상은 5개 이상의 만성질환을 가지고 있으며, 전체 보건 의료 예산의 75%가 이 커다란 부담으로 지출되고 있다[14]는 미국의 상황은 오늘날 인구 고령화와 맞물린 노인 범죄 증가

---

13) 정약용, 『목민심서』, 최박광 역해(동서문화사, 2011), 689쪽.
14) 에릭 토폴, 『청진기가 사라진다』, 박재영 외 옮김(청년의사, 2012), 419쪽.

에 대한 대비책 마련이 시급하다는 사실을 말해준다. 살인죄만 아니라면 70세 이상은 구속시키지 말라는 세종의 행형(行刑) 기준이 어쩌면 하나의 대안으로 부활할 수 있지 않을까라는 생각이 든다. 세종은 이외에도 옥을 새로 짓거나 수리하면 임금에 화(禍)가 미친다는 당시의 속습(俗習)을 개의치 않고 이를 행했을 뿐 아니라 죄수의 가혹한 옥살이를 방지하고 옥중의 괴로움을 조금이라도 덜어주고자 옥의 설계에도 세심한 주의를 기울였다.

> 더운 여름철에는 원래의 옥외(獄外)에 양옥(涼獄)을 만들어 바람을 유통시켜 선선하게 하며 햇빛을 막아주고, 더울 때는 마음대로 조금 앉아 눕게 하며, 밤에만 옥에 들어가 고랑을 채우게 했다. 또 겨울철에는 온옥(溫獄)을 만들어주고, 다만 죄수들이 도망치지 못하게만 하려고 했다.15)

이처럼 추위와 더위로 인한 고통을 덜어주는 한편, 전옥서의 죄수가 병에 걸리면 월령의(月令醫)를 파견하기도 했고 동서활인원(東西活人院)으로 이송해 치료받게 하거나 혜민국에서 제조한 약으로 치료하기도 했다. 그리고 한 장소에서 병사자가 많이 발생하면 하달된 교지(矯旨)가 잘 지켜지고 있는지 사헌부나 감사로 하여금 조사하도록 했다.16)

다음은 옥사(獄死)와 질병 예방을 위해 위생, 영양, 혹서, 혹한에 대한 대비책을 지시하면서 이를 반드시 준수토록 당부하고 있다.

> "감옥이라는 곳은 죄가 있는 자를 벌하는 곳이지 본디 사람을 죽음에까지 이르게 하는 곳은 아니다. 그런데 혹독한 추위와 심한 더위, 동상, 굶주림, 질병 따위로 말미암

---

15) 홍이섭, 『세종대왕』, 102쪽.
16) 박병호, 『세종시대의 법률』(세종대왕기념사업회, 1994), 112쪽.

아 간혹 제명에 죽지 못하는 경우가 있다. 중앙과 지방의 관리에게 명령해 감옥을 청소하게 하고 질병을 치료하게 하며, 가족의 보호와 부양을 받을 수 없는 자에게는 관아에서 옷과 양식을 지급하게 하라. 만일 게을러서 이를 받들어 행하지 않는 자가 있으면 엄중하게 다스리도록 하라." 영조 을미년(1715)에 내린 명이다.[17]

정연식 교수가 분석한 『청장관전서(靑莊館全書)』 기록에 따르면 조선 후기 일반인의 식사량은 아침저녁으로 5홉씩 하루에 한 되(10홉)를 끼니로 먹는다고 적혀 있는데 오늘날에 비하면 꽤 많은 양이다. 이와 비교해 『대명회전(大明會典)』에는 중죄수에게 7홉, 강도에게 3홉씩 매일 주도록 한 규정이 조선의 18세기 법률서에 수록되어 있다고 기록되어 있다.[18] 일반적인 경우와 마찬가지로 하루 2끼씩 음식이 지급되었는데 규정된 식사량이 제대로 제공되지 않았던 것 같다. 죄수의 가족은 옥 부근에 머물면서 옥바라지를 해야 했고 가족의 도움을 받지 못한 죄수는 노역으로 밥값을 대신해야 했다.

3. 일제강점기의 의료 처우

앞에서 살펴본 바와 같이 조선 시대 행형에는 최고 통치권자의 인본주의 사상이 깔려 있었음을 알 수 있다. 일제 치하로 넘어오면서 옥의 명칭이 전옥서에서 갑오개혁(1895) 이후 감옥서(監獄署)로 바뀌었고 1923년 다시 한 번 형무소(刑務所)로 변경되었다. 이후 1961년 교육형주의를 표방한 제1차 행형법 개정으로 교도소로 개칭되었다.

---

17) 정약용, 『목민심서』, 693쪽.
18) 심재우, 『네 죄를 고하여라』(산처럼, 2013), 216~217쪽.

1894년 감옥 규칙이 제정되고 1898년 감옥 세칙이 제정되면서 구금자 처우 기준을 마련하려는 시도가 있었으나 일제의 강점으로 좌절되기도 했다.

독립투사의 항일 의지를 꺾으려는 일제의 가혹한 만행이 시작되면서 결과적으로 수감자의 수용 처우는 이 시기에 뒷걸음질했다고 할 수 있다. 현재 서대문 형무소 역사 체험관에 가면 당시 수용 시설 일부를 엿볼 수 있는데 그중 벽관(壁棺)이라는 죽은 후 사용하는 관을 세로로 세워놓은 형태로 0.5평의 밀폐된 공간에 생매장 당하는 고통을 주는 고문 시설 등을 체험할 수 있다.

일제강점기에는 항일 투쟁 중 수감 생활을 한 작가들의 수기가 풍부해 당시 교정 의료 풍경을 담은 자료를 찾아보기가 비교적 쉬운 편이다. 다음에서 인용되는 두 권의 책도 마찬가지다. 김광섭의 『나의 옥중기』는 일제 말기인 1941년 창씨개명에 반대하다 구속되어 3년 8개월의 옥고를 치르면서 매일의 일과를 써 내려간 내용이다. 이소가야 스에지(磯谷季次)의 『우리 청춘의 조선』은 저자가 1928년 일본 제국주의 군인으로 조선에 왔다가 제대 후 흥남 비료 공장에서 노동자로 일하면서 사회주의 노동운동에 투신하다 1932년부터 10년에 걸친 구금 생활을 겪은 체험담이다. 이들 책은 일제강점기 수용 시설 모습을 비교적 생생하게 그리고 있어 효과적인 간접 체험 기회를 제공한다. 이제 그 당시 구금 시설 속으로 들어가 볼 텐데 일제강점기에는 인권의 흔적을 찾아보기 힘들었다는 점을 확인하게 될 것이다. 독자의 이해를 돕기 위해 필자가 임의로 소제목(추위, 고독, 영양 결핍, 위생)으로 구분했고 저자의 표현을 인용해 필자의 언어로 재해석해보았다.

1) 추위

작가 김광섭은 3년 8개월이라는 결코 짧지 않은 수감 생활을 해야만 했다.

이것은 최소 3번의 겨울나기를 해야 함을 의미한다. 당시의 교정 시설에는 난방 시설이 전혀 되어 있지 않았다. 그래서 그는 추위에 대해 표현하기를 구금 자체가 중형인데 그 위에 가해진 자연형이라고 말했다.[19]

2) 고독

어렸을 적 기억을 떠올려보면 누구나 한 번쯤은 장난삼아 파리 날개를 떼어내본 경험이 있을 것이다. 이미 성인이 된 저자는 고독에 휩싸인 나머지 어느 날 감방에 들어온 파리를 붙잡아 날개를 떼어낸다. 심지어 그는 몸통만 남은 파리의 뒤를 따라 기었다고 고백했는데 이것은 수용자가 오랜 감금 생활로 인해 겪는 심리적 퇴행 현상을 보여주는 좋은 예가 된다.[20]

3) 영양 결핍

저자 이소가야 스에지는 그의 책에서 1941년 1월부터 5월까지 채소마저 먹을 수 없었다고 기록하고 있다. 장기간 채소 섭취가 중단되면 비타민 B1 결핍증(각기병)과 비타민 C 결핍증(괴혈병)이 오게 되는데 이때는 공통적으로 피로감, 권태감, 식욕부진을 호소하게 된다. 당시 이런 환자들이 속출했던 모양이다. 비타민 결핍증까지 동반된다면 이것은 환자에게 가해지는 이중의 체형이라고 저자는 표현하고 있다.[21]

---

19) 김광섭, 『나의 옥중기』(창작과 비평사, 1976), 33쪽.
20) 같은 책, 54쪽.
21) 이소가야 스에지, 『우리 청춘의 조선』, 김계일 옮김(사계절, 1988), 177쪽.

4) 위생

또한 그는 1932년 4월 체포된 이후부터 격리되어져 지낸 9년 7개월 동안 목욕을 두세 번밖에 하지 못했다고 회고하고 있다.[22]

일제강점기의 이러한 의료 처우는 오늘날에 와서는 목욕은 매주 1회 이상이 되도록 하고 주식은 1명당 1일 2500kcal를 기준으로 제공하며 매일 1시간의 실외 운동과 1년에 1회 이상 건강검진을 시행토록 제도화했다. 지금부터한 작가의 자전적 에세이를 통해 이를 좀 더 구체적으로 살펴보기로 한다.

4. 오늘날의 수용 환경

오늘날의 수용 환경은 장열한의 책 『감옥에도 사람이 살더라』에 잘 묘사되고 있다. 구속 전 저자의 본업이 글을 쓰는 사람인 덕분인지 수감 생활에 대한 섬세한 표현이 아주 사실적으로 다가온다. 저자 입장에서는 다소 억울해 보이는 횡령죄에 걸려 3개월간 지낸 성동 구치소 생활을 그리고 있다. 비교적 사실에 근거하고 있어 오늘날의 수용 환경을 이해하는 데는 이 책으로도 충분해 보인다. 독자의 이해를 돕기 위해 풍족한 영양, 위생과 수용 환경, 직원의 모습 등 세 범주로 나누어 옮겨보았다.

1) 풍족한 영양

고추장, 참기름, 멸치, 김 등 기본 반찬은 필요할 때마다 언제든 구입이 가능하고, 수

---

22) 같은 책, 188쪽.

형자들의 육류 보충 차원에서 프랭크 소시지와 떡갈비가 매달 번갈아 제공되었다. 중닭 한 마리를 3등분낸 훈제 통닭은 저녁 식사 후 출출한 시간에 요깃거리로 안성맞춤인데, 15,000원이면 다섯 명의 수형자가 넉넉히 먹을 수 있다.[23]

하루 세끼 식사 중 육류가 빠진 날은 없다. 햄과 야채 조림, 카레, 닭개장국 등으로 공급된다. 찜질방에서 즐겨 먹었던 삶은 계란은 돈을 주면 구입이 가능하다. 자장면은 나오지 않지만 2주일에 한 번씩 자장이 제공되기 때문에 그 자장을 밥에 얹어 비벼 먹으면 그날은 반드시 과식을 하게 된다.[24]

2) 위생과 수용 환경

여름에는 시원하고, 겨울철엔 따스한 이 우물물을 우리는 여한 없이 썼다. 감방 형광등은 24시간 꺼지지 않고 선풍기 역시 24시간 돌아간다. 물과 전기가 넘쳐흐르는 곳이 성동 구치소다. 성동 구치소는 지을 때 방구들을 얼마나 정성스럽게 깔았는지 겨울철엔 방바닥이 쩔쩔 끓는다.[25]

3) 직원의 모습

내가 수감된 감방의 주임님은 자상하면서도 직업의식이 투철했다. 하루 두 차례씩 16개 감방을 순시할 때는 각 방 앞에서 적어도 10분 이상은 멈춰 서서 수형자들의 애환에 귀를 기울였다. 수형자들이 무리한 부탁을 할 때는 들어줄 수 없는 이유를 자상하게 설명했다.[26]

---

23) 장열한, 『감옥에도 사람이 살더라』(미래를 소유한 사람들, 2012), 203쪽.
24) 같은 책, 204쪽.
25) 같은 책, 305쪽.

〈사진 1-1〉 현재의 수용 거실

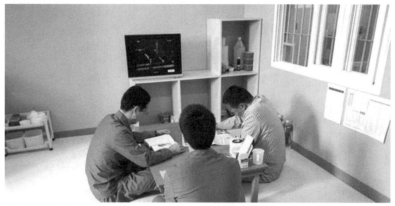

주: 햇볕이 들어오지 않던 어두운 거실에 비하면 현재 수용 거실에는 햇볕이 방 중앙부까지 들어
   온다. 검은 쇠창살은 흰색 창틀로 환하게 바뀌었으며 밝은 색 벽지는 한층 기분을 밝게 해준
   다. 무료한 시간은 TV 시청으로 보내기도 하고 공부나 독서 활동 등으로 자기개발에 활용하
   기도 한다.
자료: 법무부 교정본부, 『대한민국 교정행정』(2014).

　작가는 이 책의 에필로그에서 감옥은 이제 누구나 갈 수 있는 곳이고 그곳
도 사람이 사는 세상이라고 말하면서 두 가지에 충격을 받았다고 고백했다.
하나는 교도관이 언제 어디서든 항상 수형자에게 존댓말을 쓴다는 점이고 두
번째는 감방 도우미의 해맑은 얼굴이라고 했다. 그리고 교정 행정에 대한 두
가지 희망 사항(밝은 메시지와 밝은 햇볕)을 이야기하고 있다.

　여기에는 많은 의미가 내포되어 있다는 생각이 든다. 작가가 의미하는 '밝
은 메시지'는 추측컨대, 교정 공무원의 온화한 표정과 상냥한 말투 그 이상의
무엇이 아닐까? 이러한 표정과 말투 속에는 당연히 공감과 지지가 따를 것이
고 우수한 강사진으로 구성된 잘 짜인 프로그램으로 질 높은 수준의 교육을
받는 것을 의미할 것이다.

---

26) 같은 책, 211쪽.

다른 하나인 '밝은 햇볕'의 의미를 떠올리니 문득 스페인의 구금 시설을 참관하던 때가 생각났다. 시설의 외곽과 내외 정문은 철저히 보안 목적을 달성하되 내부는 인간 중심 시설로 설계되어 있었다. 채광과 환기를 고려한 내부 시설, 어렸을 적 초등학교를 연상시키는 고운 모래가 깔린 넓은 운동장, 그 속에 어우러져 자유스러운 분위기와 밝은 표정을 지닌 수용자의 모습 등이다.

최근 국내에 지어지는 수용 시설도 이처럼 인간 중심, 자연 친화적인 디자인으로 설계되고 있다. 서울 남부 구치소, 서울 남부 교도소, 광주 교도소 등 최근 지어진 시설은 과거 이미지에서 탈피해 인근 도시 풍경과도 잘 어우러져 있다. 이러한 모습이 작가가 말한 두 번째의 '밝은 햇볕'이리라.

TV, 영화에서의 감옥 풍경은 재미와 드라마틱한 요소를 극대화하기 위해 구금 시설의 내, 외관이나 등장인물의 성격과 모습을 일제강점기에 가까운 어둡고 강압적이며 폐쇄적인 분위기로 설정하는 경우가 많다. 이제는 이러한 매체에 나오는 풍경 또한 점차 현대식 감각으로 바뀌어야 할 것이다.

4) 인권 신장

오늘날 인권의 변화 중에는 구금 시설 내 식생활 개선이 가장 앞선 변화라고 할 것이다. 오랫동안 수용자가 주로 먹는 밥은 콩밥이었고 그래서 출소 후 교도소로 돌아가지 말라는 주술적 의미에서 두부를 먹는 풍습이 있었다. 이처럼 교도소는 일반적으로 콩밥 먹는 곳이라고 알려져 있으나 1986년부터는 주식에서 콩을 제외했다. 국민의 식생활 변화에 부응하기 위해서이다. 콩밥이 사라진 오늘날에도 출소 후 두부를 먹는 관습이 여전히 이어져 내려오고 있는지는 의문이다. 2016년 현재 수용자 일인당 일일 급양비는 4242원으로 때때로 제공되는 특식까지 합치면 식사의 양과 질에서 수용자 스스로 부족하다고 느끼지는 않는 것 같다. "의무관의 의견을 고려하여 환자에게 음식물의 종류 또는 정도를 달리 정할 수 있다"라는 형집행법 시행령 제30조에 의거해 수용자가 원하면 언제든지 흰쌀죽을 섭취할 수 있고 수감 도중 자연유산이 된 임산부에게는 환자를 위로하는 차원에서 미역국을 제공하는 경우도 있다.

1997년 12월 30일 사형이 집행된 이래, 2007년 한국은 실질적 사형 폐지 국가가 되었고 고문 역시 이제는 먼 옛날이야기가 되었다. 2001년 11월 국가인권위원회 출범으로 다방면에서 인권 신장이 촉발되는 계기가 되었다. 국가인권위원회 홈페이지에 나와 있는 설립 과정을 요약해 정리하면 다음과 같다.

1997.11 김대중 대통령 후보 '인권법 제정 및 국민인권위원회 설립' 대선 공약 발표

　김대중 정부 100대 국정과제 포함 추진 '국민인권위원회 설립준비단' 발족

1998.9 '인권법 제정 및 국가인권기구 설치 민간단체 공동추진위원회(공추위)' 결성

　"법무부 산하기관화 반대, 헌법기관에 준하는 독립성과 자율성 보장 요구"

1999.4~2001.4 '올바른 국가인권기구 실현을 위한 민간단체 공동대책위원회(공대

　위)'로 재편 국가인권기구의 지위와 권한 문제 등으로 법무부와 인권단체 3

　년간 갈등

2001.5 국가인권위원회법 제정 공포(5.24) 및 발효(11.25)

2001.11.25 국가인권위원회 출범

대한의사협회는 2001년 '의사 윤리지침 제4장 제45조 의사의 사회적 역할과 의무'에서 고문과 관련한 인권 조항을 만들었으나 2006년에는 아예 이 조항을 삭제했는데 고문 및 사형과 관련해 의사의 역할에 대해 더 이상 고민할 필요성을 느끼지 못했기 때문일 것이다.

시설적인 측면에서도 많은 혁신이 이루어졌다. 2000년 2월 14일 안양 교

〈사진 1-2〉 현대화 이전의 화장실(연대 미상)

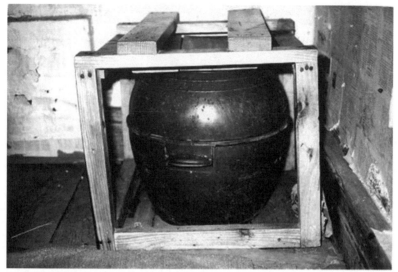

자료: 법무부 블로그(blog.daum.net/mojjustice/8705071).

도소를 방문한 진념 기획예산처 장관은 2002년까지 전 수용 거실에 난방을
할 수 있도록 예산상 조치를 취하겠다고 약속했다. 당시 상황은 전국 43개 교
정 시설 중 가장 최근 신설된 6개 기관을 제외하고는 연탄난로에 난방을 의
존하고 있었다.[27] 재래식 화장실 개선 사업은 1998년 이후부터 점차로 시작
되었다. 이로써 2002년까지 19개 기관 화장실을 수세식으로 전환하여 전국
44개 교정 시설 중 39개 기관 수용 거실 내 화장실이 수세식으로 개선되었
다. 교정본부는 2004년까지 전국의 모든 교정 시설 수용 거실 내 화장실을
수세식으로 개선하고 난방시설도 완비할 계획이라고 밝혔다.[28] 따라서 조선
중기 민간에 온돌 문화가 보급된 이래 구금 시설 전반에 난방시설이 설치되
기까지 400여 년이라는 시간이 걸렸음을 알 수 있다.

---

27) 조명형, 「교정시설 난방방식에 관한 소고」(법무부, 2000), 35~36쪽.
28) 법무부 교정국, 『교정행정 개선』(2003), 28~29쪽.

2004년 수용자 처우 향상 및 인권 신장을 위한 '수용 시설 환경 개선 방안 마련' 특별 지시로 그동안 화장실 내에서 용변, 세면, 세탁, 식기 세척 등이 이루어져 위생 상태가 불량하고 사용하기 불편했으나, 거실 내 별도로 개수대 (싱크대)를 설치, 식기 세척과 세면이 가능하도록 조치해 화장실 내 위생 상태를 개선했다(<사진 1-2>, <사진 1-3> 참고). 굶주림, 추위, 위생은 이러한 지속적인 인권 신장을 향한 국가 시책에 따라 점차적으로 극복되었다. 그리고 이러한 흐름은 고독으로 인한 고통 부분까지로 그 영역이 확대되었는데 그 해결 방법은 구금 시설 내 TV 시청 허용이라 할 것이다. 이로써 고독에 의한 고통이 어느 정도 해소되는 계기가 되었다.

1992년 12월 28일 수형자 TV 시청이 대구 교도소에서 처음으로 시범 운영된 후 1997년부터 전국 기관으로 확대 운영되었다. 2006년에는 국내 교정 시설에서 독일 월드컵 예선전 경기가 생중계되기도 했는데 야간 경기와 새벽 경기를 생방송으로 시청할 수 있게끔 허용한 것은 사상 처음 있는 일이다. 이에 대해 당시 AP 통신에서 보도한 내용은 다음과 같다.

지난 13일 밤, '2006 독일월드컵 G조 예선 첫 경기인 대한민국과 토고의 경기가 열렸다. 2시간 여 손에 땀을 쥐게 하는 경기가 2 대 1, 대한민국의 역전승으로 끝나고 사람들은 거리거리에서 짜릿한 역전의 기쁨에 취해 '대~한민국'을 외쳤다. 그날 밤 주요 외신들은 서울발로 이렇게 타전했다. '돌아온 그들이 토고를 2 대 1로 이겼다. 대한민국의 거리는 또다시 붉은 티셔츠를 입은 사람들로 가득 찼다. 거리에서, 병원에서, 심지어 교도소의 높은 담장 안에서도 축구경기를 보는 것이 허용됐고 모두들 힘껏 '대~한민국'을 외쳤다.[29]

---

29) 교정본부, "외신도 놀란 사건... 수용자들의 월드컵 시청", 2006년 7월 5일 자 보도자료에서 재인용.

〈사진 1-3〉 오늘날 좌변기와 싱크대가 설치되어 있는 수용 거실

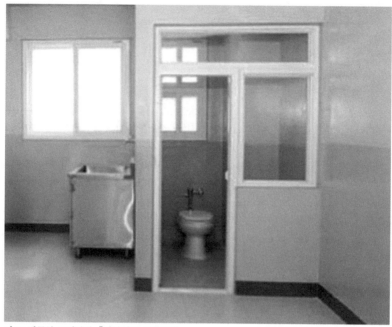

자료: 법무부 교정본부, 『대한민국 교정행정』.

2006년 6월 13일 자 뉴시스(Newsis)의 기사는 TV 생중계뿐 아니라 응급 상황을 대비한 의료진의 비상대기에까지 이르고 있음을 전하고 있다.

경기 안양 교도소는 13일 오후 10시 2006 독일월드컵 한국 대 토고 전을 수용자들이 생방송으로 TV를 시청하도록 했다고 밝혔다. 특히 경기가 심야 시간대에 진행됨에 따라 시청 도중 발생할 수 있는 수용자 간 폭행 및 의료사고 등에 대비 소장 및 보안 관리 과장이 현장에 상주했다. 또 교도소 측은 직원들의 순찰근무를 강화하고 과도한 흥분으로 인한 돌연사 위험에 대비 의무관 등 의료진을 비상 대기시켜 응급환자 발생 시 즉시 조치가 이루어질 수 있도록 했다.[30]

수용자들의 행복추구권에 대한 요구는 갈수록 확대되고 있고 지금도 진행 중이다. 2004년 6월 1일 커피, 녹차 등 기호 식품 공급이 보급되기 시작했고 현재는 비타민제 등 각종 건강 보조 식품은 물론 스킨, 로션, 샴푸, 치약, 보습제 등 미용 품목까지 사용 가능하다. 구매가 허가된 품목이 이처럼 많아졌음에도 이를 벗어나 자신이 원하는 특정한 제조사 제품을 요구하기도 한다. 이러한 심리는 타인과 구별되고 싶은 개성, 취향의 욕구를 넘어서 규범, 규율, 제도권을 조금이라도 일탈해 제한된 자유를 대리만족하고자 하는 인간의 원초적 욕망일지도 모른다. 이들은 원하는 바를 쟁취하기 위해 인권을 오용하고 남용하기에 이르렀다. 가장 흔히 사용되는 수단은 가족과 지인을 동원한 전화 공세, 국가인권위원회 민원 제기, 정보 공개 제도 남발 등을 그 예로 들 수 있다.

수형자의 행복추구권에 대한 시대적 요청은 최종적으로 교육과 교화를 위한 프로그램과 의료의 질을 따지는 정도에까지 미치고 있다. 이를 반영하듯 한국의 IT기술을 활용해 2005년 안양 교도소를 시작으로 원격 화상 진료가 전국 30개 기관에서 확대 운영되고 있고, 2013년 인터넷 화상 접견과 2015년 스마트 접견을 통해 대국민 서비스를 강화하고 있다.

수형자 맞춤형 개별 처우 프로그램을 계획해 시행 중인데 이는 수형자 개개인의 특성(범죄 동기, 지능, 연령, 건강 상태, 가정환경, 적성, 심리 상태 등)을 과학적으로 분석한 결과와 수형자가 작성하는 수용 생활 계획서 등 개개인의 희망을 최대한 반영해 수형자 특성에 맞는 인성 교육과 범죄성 치료(성폭력, 마약, 알코올 중독 등), 교도 작업 및 직업훈련을 실시한다는 것이 그 핵심이다.

이 외에도 교정 심리 치료 센터와 교정 심리 치료 중앙 자문 위원을 위촉해

---

30) 박생규, "안양교도소 월드컵 수용자 대상 TV 생중계", 뉴시스, 2006년 6월 13일 자. http://news.naver.com/main/read.nhn?mode=LSD&mid=sec&sid1=102&oid=003&aid=0000102574(검색일: 2015.10.9)

〈표 1-2〉 수용자 인권 확대 변천 과정

연대	내용
1994.10.18	전 수용자에게 집필 용구 상시 소지 허용
1994.11.17	수형자 삭발 제도 개선, 스포츠형으로 개선
1996.12.12	법무부에 가석방 심사위원회 설치 규정 신설
1998.9.12	전 수용자 신문 열람 허용
1998.7.1	미결수용자 사복 착용 제도 시행
2000.1.28	민영 교도소 등의 설치 운영에 관한 법률 제정
2000.2.15	수용자 두발 3cm 제한을 10cm 범위 내로 완화
2000.7.5	원격 화상 접견 시범 운영(수원, 김천 소년교도소)
2000.12.19	수용자 신문 열람 지침 개정, 1인 1종류 1부 제한 폐지 수용자 집필 허가 제도 폐지
2004.6.1	커피, 녹차 등 기호 식품 공급
2005.10.27	원격 화상 진료 시스템 시범 실시(안양 교도소)
2006.10.1	수용자 1인당 수용 면적 확대
2010.9.2	라디오 교화 방송 개국
2011.10.29	교정 심리 치료 센터 개원(서울 남부 교도소)
2012.12.18	정신 보건 센터 개원(군산 교도소)
2013.4.10	인터넷 화상 접견 실시
2015.8.31	스마트폰 접견 실시

자료: 『대한민국 교정사』(2010, 2014) 연대기를 재구성.

수용자들의 심리 상담과 심리 치료 부분을 강화하고 있으며 점차 전문인에 의한 다양하고 세분화된 치료적 교정 프로그램의 확대 운영을 시도하고 있다. 의료 전문 교정 시설과 노인 전문 교정 시설 또한 교정 의료 분야에서 전문화의 예로 볼 수 있는데 이 역시 앞으로 추진할 계획이다.

마지막으로 교정 당국이 앞으로 해결해야 할 과제는 과밀 수용에 대한 대책이다. 교정 시설을 기피 시설로 인식하는 국민을 설득하면서 지역사회와 함께 조화를 이루어 더불어 살아가는 방법을 모색해야 할 것이다.

제2장

외국의 구금과 의료

1. 성경에 나오는 풍경 셋

첫 번째 장면은 기원전 1700~1600년경의 이야기로 창세기 39장에 기록
되어 있다. 이집트로 팔려간 요셉은 바로의 신하 시위대장 애굽 사람 보디발
의 노예가 된다. 주인의 처는 준수하고 아담한 용모의 요셉을 여러 차례 유혹
하고 요셉이 이를 피하자 주인의 아내는 그가 겁간(劫姦)하려 했다고 모함해
감옥에 갇히게 된다. 그 옥은 보디발의 집 안에 있는데 전옥(典獄)이 옥중 죄수
를 관리하고 있다. 그 후 술 맡은 관원장과 떡 굽는 관원장이 죄를 범해 요셉과
함께 수감되는데 나중에 술 맡은 관원장은 사면되고 떡 굽는 관원장은 목이
잘려 나무에 달리게 된다. 그리고 시체는 새의 먹이가 되었는데 이 날은 왕의
생일이라고 기록되어 있다.

두 번째 장면은 기원전 1200~1000년경으로 사사기 16장 21절에 기록되
어 있다. 블레셋 사람이 삼손을 잡아 그의 눈알을 빼버리는 형벌을 가한다. 이
형벌은 '눈에는 눈 이에는 이'라는 당시 일반적 보복 행위로 가장 잔인한 형
벌 중 하나이다. 그리고 그를 끌고 가사로 내려가 놋줄로 매어 옥중에서 맷돌

을 돌리게 했다. 이런 장면은 당시 고문의 형벌과 강제 노역의 행형 제도가
있었음을 알게 한다.

세 번째 장면은 기원전 625년경으로 예레미야 32~38장에 기록되어 있는
내용이다. 요약하면 선지자 예레미야는 시드기야 왕에게 예루살렘 성전이 바
벨론에게 함락될 것을 예언했다가 괘씸죄에 걸려 유다 왕 궁중에 있는 시위대
뜰에 갇혔다(렘 32:2). 이후 또다시 투옥이 되는데 이때는 서기관 요나단의 집
에 있는 토굴 옥으로 음실(陰室)로 된 곳이었다. 예레미야가 옥에 들어간 지 여
러 날만에 시위대 뜰에 있는 옥으로 옮겨졌는데, 그곳은 매일 떡 한 덩이가 제
공되는 처우가 좀 더 나은 곳이었다(렘 37:16). 예레미야가 헛소문을 퍼뜨려 백
성을 혼란에 빠뜨리고 있다는 혐의로 구덩이에 던져 넣어질 때 밧줄로 달아
내리웠는데, 그 구덩이에는 물이 없고 진흙뿐이었으므로 그는 진흙에 빠진 상
황이었다(렘 38:6). 이후 환관 중 한 사람인 에벨멜렉이 예레미야의 죄를 사해
줄 것을 왕에게 간곡히 요청해 다시 줄로 예레미야를 구덩이에서 끌어내어 시
위대 뜰에서 지내게 되었다(렘38:13).

이 같은 성경 내용을 종합하면 기원전에는 시위대장의 뜰, 권력자의 집에
있는 토굴, 진흙 구덩이가 옥으로 사용되었고 죄의 경중과 그때그때의 상황에
따라 뜰과 구덩이로 옮겨 수감되었다는 것을 알 수 있다. 또한 눈을 빼는 형벌
과 노역 제도가 있었고 왕의 생일에 경범죄자는 풀려나기도 하는 등 사면 제도
가 있었음을 엿볼 수 있다. 고대(古代)에는 일반인은 재산에 형벌을, 노예는 신
체에 고문을 가하는 형벌이 주어지는 경우가 일반적이었는데 구금은 좀처럼
형벌로 이용되지 않았다.

2. 중세 유럽에서 근대까지

1) 옥의 형태

중세에서 근대를 거쳐 현대에 이르는 유럽의 구금 시설 변화를 살펴보는 것은 무척 흥미로운 일이다.

제1장에서 잠깐 언급했지만 중세 유럽은 성채 내부 건물 지하 공간에 감옥을 두었고 성채 외곽은 해자(垓字)를 판 후 물을 채워 보안을 강화했다. 11세기 이후 지어진 런던 타워나 14세기에 세워진 바스티유 요새도 이러한 형태를 하고 있다. <사진 2-3>에서 보다시피 지하 공간은 철저하게 채광과 환기가 차단되고 습한 환경이 조성되어 각종 병균의 온상이 될 가능성이 높다. 중세 유럽의 성(城)은 비록 겉으로는 화려해 보일지 모르나 옥을 보건 위생적인 측면에서 평가한다면 조선의 원옥에 비해 결코 나은 점이 없었으리란 예측이 가능하다.

<그림 2-1>은 중세 어느 기사의 눈을 통해 본 일상 풍경을 묘사한 것으로 『중세 가정의 책(The Medieval Housebook)』(1475~1480)에 연작된 그림 중 하나이다. 당시 일상적인 풍경을 보면 토굴 속에 차꼬를 차고 있는 죄수가 보이는데 그들은 지나가는 사람들에게 수치를 당하기도 했다. 언덕 위를 자세히 보면 교수형을 당해 목이 매달린 채로 사형당한 모습과 수레바퀴 형으로 처형된 장면이 그려져 있다. 사형이 집행되는 광경은 당시 사람들에게 구경거리 중 하나였다. 토굴 형태의 옥이 고대에서 중세에 이르기까지 이어진 것 또한 확인할 수 있다.

<사진 2-1>부터 <사진 2-4>까지는 필자가 스페인 세고비아에 위치한 성을 방문해 촬영한 사진이다. 이 성은 14세기 중엽에 시공해 16세기에 완공

<그림 2-1> 중세의 풍경(1475~1480)

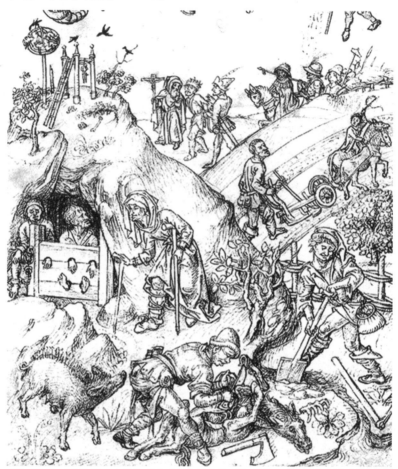

자료: 『중세 가정의 책』. 스티븐 핑커, 『우리 본성의 선한 천사』, 김명남 옮김(사이언스북스, 2014), 138쪽에서 재인용.

되었는데 햇빛이 미치지 않는 지하 공간에는 구덩이 형태의 옥이 자리하고 있었다.

다음은 정신과 의사 장 도미니크 에스퀴롤(Jean Dominique Esquirol)이 1818년 그의 책에서 묘사한 당시 수용소 풍경이다.

〈사진 2-1〉 중세의 성(스페인 세고비아)

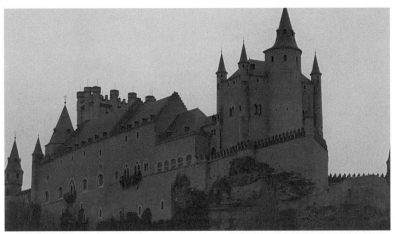

자료: 필자 촬영.

〈사진 2-2〉 성벽의 외관

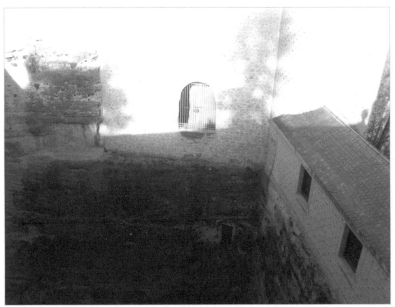

주: 성벽 하단부에 외떨어져 위치한 조그만 문이 바깥으로 난 옥문이다. 거기서 30여 m 밑에는 해
   자가 있다. 햇빛은 옥문 상방까지만 도달해서인지 아랫부분은 푸른곰팡이로 뒤덮여 있었다.
자료: 필자 촬영.

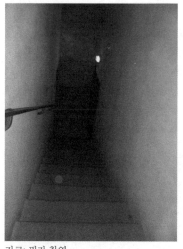

〈사진 2-3〉 내부 진입 계단

자료: 필자 촬영.

나는 그들이 벌거벗은 채 바닥의 차가운 습기를 막아줄 것이라고는 밀짚밖에 없는 곳에서 누더기만 덮고 누워 있는 것을 보았다. 그들은 영양 상태가 형편없었고 숨 쉴 공기, 갈증을 풀어줄 물, 그리고 삶에 가장 필요한 것을 박탈당한 처지였다. 그들은 악랄한 간수들에게 내맡겨진 상태에서 잔혹한 감찰에 시달렸다. 그들은 좁고 더럽고 악취를 풍기며 바깥 공기도 빛도 들어오지 않는 골방에 갇혀 있었다. 그 작은 방들은 사나운 짐승조차 차마 들여놓지 못할 동굴 같은 곳이지만, 여러 나라의 정부에서는 많은 비용을 쏟아 부으면서까지 수도에 이와 같은 시설을 유지하고 있다.[1]

추위, 기아, 습하고 불결한 환경, 빛과 공기가 차단된 동굴 같은 공간은 제1장에서 리델이 묘사한 1878년 조선 시대 옥의 풍경과도 흡사하고 〈사진 2-4〉의 모습과도 닮아 있다. 1448년 세종이 옥 안에 볏짚을 두껍게 깔아주도록 한 것과 1818년 밀짚이 깔린 프랑스 옥의 풍경이 묘하게 대비된다. 한편으로는 비슷한 시기 활동했던 화가 장 프랑수아 밀레(Jean François Millet)의 〈이삭 줍는 사람들〉, 〈만종〉의 배경이 되는 밀밭 풍경이 떠오르기도 한다. 이러한 볏짚과 밀짚의 차이는 당시 벼농사 위주의 조선과 밀농사 중심의 프랑스의 재배 농작물의 차이에서 비롯된 것이다. 볏짚과 밀짚은 옴, 이(louse), 빈대, 벼룩,

1) 미셸 푸코, 『광기의 역사』, 이규현 옮김(나남, 2003), 119쪽에서 재인용.

〈사진 2-4〉 구덩이 형태의 수용 공간

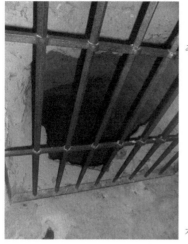

주: 이러한 구덩이 형태의 수용 공간은 죄수들에게
만 국한된 것이 아니었다. 광인들도 한때 죄수와
똑같은 취급을 당한 때가 있었다. "남자나 여자
가 정신이 미쳤다고 간주되면, 마을에서 이들을
관리하는 방법이라고는 오두막 바닥에 구멍을
파서 밀어 넣은 다음 기어 나오지 못하도록 위에
덮개를 씌우는 것이다. 구멍의 깊이는 1.5여 m
정도로, 반듯이 서 있기도 어렵다. 사람들은 이
불쌍한 자에게 음식을 넣어주는데, 대개는 그 안
에서 죽게 된다." 에드워드 쇼터, 『정신의학의
역사』, 최보문 옮김(바다출판사, 2009), 14쪽에
서 재인용. 이 기록은 1817년 아일랜드 한 지역
구 의원이 목격한 실상을 기록한 것이다.
자료: 필자 촬영.

진드기와 같은 각종 미생물의 좋은 서식처가 된다. 그래서 조선의 죄수들은
옴 진드기로 상처 부위가 썩는 고통을 당해야 했고, 유럽의 죄수들은 이로 매
개되는 감옥열에 시달려야 했다. 벼룩으로 전염되는 질병인 페스트(pest, 일명
흑사병) 또한 빼놓을 수 없다. 30차에 걸친 세계적 대유행으로 1억여 명에 가
까운 목숨을 앗아갔던 악명 높은 병이었기 때문이다. 조금 앞선 시기에 교도
소 개량 운동에 앞장섰던 존 하워드(John Howard)도 이와 비슷한 광경을 목격
했음이 틀림없다.

2) 중세 인권 의식의 변화

18세기가 끝나갈 무렵까지도 인권에 대한 인식의 흔적을 찾기가 수월치 않
다. 여성, 아동, 정신병자, 알코올 중독자, 부랑자, 하인은 모두 자율성이 없는
존재로 간주되었으며 걸인과 유랑민은 쉽사리 수감 시설에 감금되었다. 1656

년 파리에서는 구빈원을 설립하라는 칙령이 내려진 후 얼마 지나지 않아 무위

도식하는 걸인, 경범죄자, 광인 등 당시 파리 인구의 약 1%에 달하는 6000명

이 함께 뒤섞여 수용되었다. 그래서 푸코는 이러한 수용 제도를 17세기 고유

한 제도적 창안물이라 말하고 있다.[2]

종교개혁 이후 노동에 대한 가치관과 윤리관의 변화로 구걸하며 유랑하는

걸인을 범죄자처럼 취급해 사회에서 격리시켰는데 당시 유행하는 전염병 예

방을 위해서도 필요한 조치였을 것으로 생각된다. 이들 계층이 전염병에도 취

약했기 때문이다. 구금이 자유의 박탈이라는 형벌로 자리 잡기 전 과도기적

형태의 구금 빈민 병원, 보호소 등이 운영되었는데 이것은 빈민 구호라는 공

적 부조 역할과 사회에서의 격리라는 양면적 성격을 띠면서 동시에 두 가지

효과를 얻고자 했다. 결국 19세기 후반에 이르러서야 구금이 완전한 형벌의

개념으로 자리매김하게 되었다.

> 첫 '부랑인 법'인 헨리 8세 시대의 1530년 법률에 의하면, 노동력이 있는 자가 구걸하
>
> 거나 부랑인 행세를 하면, 초범인 경우 태형과 감금형에 처했고, 2범인 경우 태형에
>
> 처하고 귀를 절반 잘랐으며, 3범인 경우 중죄인 또는 공동체의 적으로 규정하여 사형
>
> 시켰다.[3]

마녀사냥, 종교재판, 사법적 고문이 성행했고 페스트균에 의한 흑사병을 당

시에는 유대인 탓으로 돌려 학살하는 등 미신적 집단살해는 중세의 일상적인

풍경이었다. 또한 고문과 사형이 지하 감옥에서 남몰래 행해진 것이 아니라

관중이 지켜보는 가운데 광장에서 거행되었다(<그림 2-1>). 사형은 서민을

---

2) 같은 책, 129, 164쪽.

3) 최영아, 『질병과 가난한 삶』(청년의사, 2015), 113쪽.

위주로 한 교수형, 귀족을 대상으로 한 참수형(단번에 성공하지 못한 경우는 여러 차례 재시도를 해야 했다), 수레바퀴형(존속 살해자를 쇠몽둥이로 관절, 뼈를 부러 뜨린 후 수레바퀴에 긴 시간 동안 방치), 능지처참형(대역죄인의 사형을 위해 네 마리의 말로 사지를 찢게 만드는 가장 참혹한 형) 등 다양했고 평민과 귀족 간의 사형 방법에도 차별이 있었다.

　당시 51세의 의사이자 국회의원인 프랑스 사람 조제프 이그나스 기요탱 (Joseph-Ignace Guillotin)은 잔인하고 불평등한 사형 방법을 비판하면서 인도주의적 처형 방식의 필요성을 느끼게 되었고 평민과 귀족의 차별이 없는 사형 방법의 통일을 제안하면서 기요틴(guillotine)을 기안하게 되었다. 그리고 이것을 과학자이자 왕의 주치의였던 앙투안 루이(Antoine Louis) 박사의 보완과 검토를 거쳐 루이 16세(Louis XVI)가 최종적으로 승인했다. 그래서 당시 악기 제조상이던 토비아스 슈미트(Tobias Schmidt)가 그 설계도를 바탕으로 기요틴을 만들었다. 루이 16세는 이후 자신이 승인한 단두대에서 사형을 당하는 기구한 운명에 처하게 된다. 처음의 의도는 고통 없이 신속하게 처형할 수 있는 기계로 고안된 것이었으나 나중에는 단시간에 수많은 사람을 사형시킬 수 있는 악마의 기계로 변질되었다. 이처럼 2명의 의사가 만든 기요틴은 1792년 니콜라 자크 펠르티에(Nicholas Jacques Pelletier)라는 강도의 사형 집행에 처음으로 이용된 후 1939년까지 공개 처형에 사용되었다. 프랑스에서 마지막으로 처형에 사용된 것은 1977년이고 그로부터 4여 년 후인 1981년에 이르러서야 사형제가 완전히 폐지되었다. 처음에는 루이 박사의 이름을 따라 '루이종(Louison)'으로 불렸으나 최종적으로 기요탱의 이름을 따서 '기요틴'으로 확정되었다.[4]

---

4) 기요틴에 대한 기록은 빅토르 위고, 『사형수 최후의 날』, 한택수 옮김(궁리, 2004), 9, 52쪽과 루이 16세 사형을 집행한 샤를 앙리 상송(Charles-Henri Sanson) 가문의 회고록을 바탕으

이러한 고문과 사형의 풍조는 이마누엘 칸트(Immanuel Kant), 볼테르(Volt-aire), 장 자크 루소(Jean-Jacques Rousseau), 몽테스키외(Montesquieu), 드니 디드로(Denis Diderot) 등 계몽철학자들이 비판하기 시작했고, 구체제에 대한 개혁의 필요성도 함께 제기되었다. 여기에 니콜라우스 코페르니쿠스(Nicolaus Co-pernicus), 갈릴레오 갈릴레이(Galileo Galilei), 아이작 뉴턴(Isaac Newton)에 의한 과학의 발달과 요하네스 구텐베르크(Johannes Gutenberg)에 의한 인쇄술 혁신은 문명의 진보와 세상의 변화를 가속화시켰다. 토머스 모어(Thomas More)의 『유토피아(Utopia)』, 윌리엄 셰익스피어(William Shakespeare)의 『햄릿(Hamlet)』, 조너선 스위프트(Jonathan Swift)의 『걸리버 여행기(Gulliver's Travels)』, 애덤 스미스(Adam Smith)의 『도덕 감정론(The Theory of Moral Sentiments)』, 체사레 베카리아(Cesare Beccaria)의 『범죄와 처벌에 관한 에세이(Dei delitti e delle pene)』, 빅토르 위고(Victor Hugo)의 『사형수 최후의 날(Le Dernier jour d'un condamne)』과 같은 다양한 서적이 일반에게 읽히면서 등장인물들과의 동일시하는 과정을 통해서 감수성의 변화를 가져왔고 타인에 대한 연민과 공감하는 방법, 인간이 갖추어야 할 품위와 교양 등이 자연스럽게 대중 속으로 파고들었다. 또한 갈수록 활발해진 물물교환, 산업 발달, 도시화로 인한 인구 증가 등은 집권층에게도 상호 공존이 필요함을 느끼게 했을 것이다.

학자들은 1776년 미국의 독립 혁명 때 발표된 '독립선언서'와 1789년 바스티유 감옥 습격 사건으로 유명한 프랑스 대혁명 때 발표된 '인간과 시민의 권리 선언' 등이 제1차 인권 혁명이라고 말하고 있다. 또한 제2차 세계대전 이후 제정된 '세계인권선언'을 제2차 인권 혁명으로 말하면서 점차 여성, 노인, 장애자, 성적 소수자, 구금 시설 수용자에 이르기까지 인권의 영역이 확대되어

로 쓴 아다치 마사카쓰, 『왕의 목을 친 남자』, 최재혁 옮김(한권의 책, 2012), 151~174쪽을 참고

왔음을 설명한다.

'독립선언서'에는 생명권, 행복추구권, 저항권의 개념이 등장했고, '인간과 시민의 권리 선언' 제1조에는 "인간은 자유롭게, 그리고 권리에 있어 평등하게 태어난 존재이다. 사회적 차별은 공익을 근거로 할 때만 허용될 수 있다"라고 쓰여 있다. 1948년 유엔의 '세계 인권 선언문' 제1조에는 "모든 인간은 태어날 때부터 자유롭고, 존엄성과 권리에 있어 평등하다. 인간은 이상과 양심을 부여받았으므로 서로에게 형제애의 정신으로 대해야 한다"라는 내용이 포함되어 있다.

이러한 변화의 물결은 더디게 흘러오다가 1975년 국제연합총회가 '고문과 그 밖의 잔혹하거나 비인도적이거나 또는 굴욕적인 형태의 처우나 처벌의 방지에 관한 선언'을 채택하면서 고문과 사형과 같은 신체형(身體刑)은 급속히 역사에서 자취를 감추었다.

3) 전염병이 가져온 건축의 변화

질병의 원인이 나쁜 공기라는 미아즈마(miasma) 이론은 동서양을 막론하고 19세기 중반에 이르기까지 지배적인 병인론이었다. 이러한 질병 전파 이론은 현미경이 발명되어 세균이 발견되기 시작하면서 질병 전염 원인이 다른 것에 있을 것이라는 의심을 받게 되었다.

이러한 의문은 유럽에 콜레라(cholera)가 대유행하던 시기인 1854년 영국의 의사 존 스노(John Snow)가 급수 펌프 시설의 분포를 조사 분석하면서 물속에 있는 무엇인가가 질병을 일으킨 것이라는 가설을 세우고 이를 증명하면서 시작되었다. 그러나 그때까지도 악취 나는 공기와 오염된 물로 인해 질병이 생긴다는 미아즈마 이론이 지배적이었는데, 물을 통한 감염을 우려한 나머지 목욕을 기피하는 현상까지 생겼다.

과학과 의학 기술의 발달에도 불구하고 인간의 오래된 신념을 변화시키기까지 한참을 더 기다려야 했다. 루이 파스퇴르(Louis Pasteur)가 1861년 미생물에 의해 발효가 되는 과정을 실험을 통해 입증하면서 질병 감염의 원인이 미생물임을 주장했다. 그리고 로베르트 코흐(Robert Koch)는 결핵균과 콜레라균을 발견했는데, 그의 가설은 당대 미생물학자들에게 지대한 영향을 끼쳤다. 이들의 연구 성과는 점차 미생물 병인론에 힘을 실어주었고 사람들은 질병 예방에 청결과 위생이 중요함을 깨닫기 시작했다.

이러한 질병에 대한 인식 변화 속에서 유럽의 전염병 유행 상황을 보면, 14세기부터 유럽 전역에 휘몰아친 페스트로 인해 2500여 만 명이 사망했다. 19세기 초부터는 인도에서 시작된 4차에 걸친 콜레라가 유럽 전역으로 퍼졌는데 이러한 전 세계적 대유행은 한 세기에 걸쳐 계속되었다.

감옥 역시 전염병 유행에서 예외 지역이 아니었다. 고대 로마와 중세 유럽에 이르기까지 죄수를 수감하는 공간은 주로 지하였다. 지하는 각종 설치류, 벼룩, 빈대, 진드기와 같은 흡혈성 절지동물은 물론 좀 더 작은 미생물과 곰팡이에 이르기까지 서식하기에 적합한 환경이다.

18세기 중반부터는 산업혁명으로 공장이 밀집되고 도시화가 급속히 진행되는 시기로 정확한 질병 원인을 설사 몰랐다고 하더라도 이렇게 전염병이 대유행하는 상황에서 도시, 공장, 학교, 감옥 등 사람이 많이 생활하는 공간에서 오염된 공기의 전파가 질병을 퍼뜨릴 것이라는 인식은 공통적으로 가지고 있었다고 할 수 있다.

따라서 사회의 안전과 유지를 위해 더럽고 불결한 도시 위생 상태를 개선하고 전염병을 예방하기에 적합한 새로운 개념의 도시 건설과 건축 설계 변화가 필요했을 것이다. 이 시기부터 싹튼 타인에 대한 공감, 인간의 기본권에 대한 인식 변화는 일반인의 감수성과 예술적 감각에도 변화를 가져왔다. 이렇듯 여러 가지 당시 상황을 고려했을 때 과학과 의학 기술뿐 아니라 건축 기술의 발전 역시 보건 위생을 위해서는 당연한 시대적 요구였음을 예상할 수 있다.

이러한 시점에 활동했던 하워드, 엘리자베스 프라이(Elizabeth Fry), 제러미 벤담(Jeremy Bentham) 이 세 인물에 대해 소개하겠다.

하워드는 1773년 47세의 나이에 유럽 전역을 돌아다니며 교도소와 병원을 시찰한 후 1777년 『교도소의 상태(The State of the Prisons)』를 출간했다. 18세기 중반 수감자의 25%가 감옥열로 사망했는데 하워드는 그 원인을 불결한 환경, 굶주림, 과밀 수용 때문이라고 했다. 따라서 전염병 방지를 위해 수감자에게 충분한 영양이 공급되어야 하고 구금 시설 내 열악한 환경을 개선하기 위해 교도소를 개혁해야 한다고 강조했다. 또한 그는 발진티푸스를 앓던 수감자들이 재판받는 동안 법정에 참석한 직원에게 감염시키고 이들을 통해 또다시 지역사회로 확산되는 전파 경로를 밝혀냈다. 그리고 이러한 사실을 시민에게 알리면서 구금 시설 개혁이 촉발되도록 여론을 이끌어내기도 했다.

프라이는 악명 높은 뉴게이트 교도소에서 여자 죄수들의 참상을 목격하고 개혁을 위한 영감을 얻고자 직접 그곳에서 하룻밤을 보내기도 했다. 1819년에는 『스코틀랜드와 북잉글랜드의 감옥(Prisons in Scotland and the North of England)』를 써서 일반인에게 구금 환경에 대한 관심을 불러일으켰고, 1825년에는 『여자 교도소의 위치, 관리, 행정에 대한 관찰(Observations of the Siting, Superintendence and Government of Female Prisoners)』을 출간해 교도소 개혁에 많은 영향을 끼쳤다. 그녀가 책에서 말하는 내용은 범죄별, 성별로 분리 수용하는 것, 여자 죄수는 여자 교도관이 감시 및 계호(戒護)토록 할 것, 그들 공간을 스스로 위생적으로 청결하게 관리토록 하는 것, 교육을 통해 수용자 스스로 자존감을 갖도록 할 것 등이 핵심적이다. 여기서 프라이가 언급한 범죄별, 성별 분리 수용에 관한 사항은 한국의 경우 15세기 조선 중기부터 이미 제도적으로 규정되어 있었다. 하지만 1879년 리델의 경험처럼 조선 후기에 이르기까지 남녀 분리 수용이 제대로 지켜지지 않고 있었다는 점에서 근대 유럽의 인권 상황과 묘하게 중첩되고 있다.

1791년 벤담은 파놉티콘(panopticon)에 관한 아이디어를 건의하는데, 그가 구상한 건축 설계를 보건 위생적인 측면에서 재해석하면 공장, 구빈원, 학교 등과 같은 집단 시설에서 필요로 하는 채광과 환기에 탁월한 가히 혁명적인 구조 변화라 할 만하다. 그가 제안한 파놉티콘의 원래 목적은 공장 노동자를 통제하기 위한 수단으로 효율적인 감시를 극대화하기 위한 건축 원리였다. 즉, 소수의 감독자가 상황을 쉽게 파악하면서 다수의 노동자를 동시에 관리할 수 있게 한다는 원리이다. 미셸 푸코(Michel Foucault)는 『감시와 처벌(Surveiller et punir)』에서 이에 대해 다음과 같이 좀 더 철학적인 고찰을 하고 있다.

독방에는 두 개의 창문이 있는데, 하나는 안쪽을 향하여 탑의 창문에 대응하는 위치에 나 있고, 다른 하나는 바깥쪽에 면해 있어서 이를 통하여 빛이 독방에 구석구석 스며들어갈 수 있다. 따라서 중앙의 탑 속에는 감시인을 한 명 배치하고, 각 독방 안에는 광인이나 병자, 죄수, 노동자, 학생 등 누구든지 한 사람씩 감금할 수 있게 되어 있다. …… 요컨대 이곳에서는 지하 감옥의 원리가 전도되어 있다. 아니 오히려 지하 감옥의 세 가지 기능 — 감금하고, 빛을 차단하고, 숨겨두는 — 중에서 첫 번째 것만 남겨놓고 뒤의 두 가지를 없애버린 형태이다. 충분한 빛과 감시자의 시선이, 결국 보호의 구실을 하던 어둠의 상태보다 훨씬 수월하게 상대를 포착할 수 있다.[5]

5) 미셸 푸코, 『감시와 처벌』, 오생근 옮김(나남, 2003), 309~310쪽.

〈그림 2-2〉 벤담이 구상한 파놉티콘 설계도

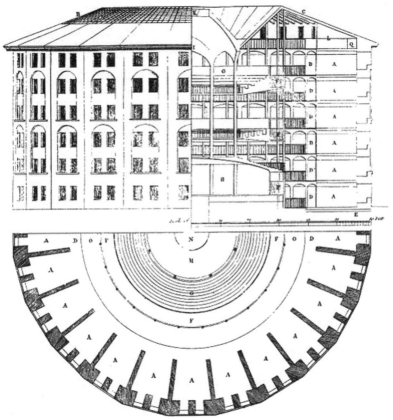

자료: 윌리 레벨리(Willey Reveley), 1791년 작.

어둠 속에서 과밀 수용되었던 지하를 여러 개의 독방으로 칸을 나누고 각 방의 앞뒤로 창문을 두어 햇빛이 방 곳곳에 잘 스며들도록 한 것은 환기에도 당연히 유리한 구조이다. 그의 설계 원리는 단지 효율적 감시 목적에서 의도된 것이었지만 그 의도와 상관없이 과밀 수용을 소수 정원으로 바꾸고 채광과 환기에 뛰어난 구조로 변화시킴으로써 전염병 예방에도 뛰어난 효과를 덤으로 얻을 수 있게 되는 것이다(<그림 2-2> 참고).

채광과 환기는 위생에서 가장 중요한 요소라고 할 수 있는데 이를 위해 기존과 다른, 즉 지하에서 지상으로 그리고 음지에서 양지로 감옥 위치를 변화시키기 위한 획기적인 제안이었던 셈이다. 이러한 건축 설계의 변화 시도는 당시 산업혁명과 동반된 도시 인구밀도 증가와 페스트나 콜레라가 창궐하던 상황으로 보았을 때 반드시 파놉티콘 형태가 아니더라도 전염병 예방을 위해 불가피했을 것으로 보인다. 만약 그의 착상대로 건물이 설계되었다면 뜻하지 않은 질병 예방과 효율적 감시라는 일석이조 효과를 동시에 달성할 수 있었을 것이나 그의 생전에는 실현되지 못했다. 이후 포르투갈, 프랑스, 네덜란드, 쿠바, 미국 같은 나라에서 유사한 형태의 건축물이 지어졌을 뿐이다.

이러한 중세 유럽에서 근대에 이르기까지 구금 시설이 변화할 수밖에 없었던 역사적 배경을 이해하면서 현대의 발전된 스페인 구금 시설을 살펴보자.

3. 오늘날 스페인 구금 시설[6]

1) 해외 시찰의 목적

총 7명으로 구성된 스페인 시찰단의 목적은 '중독 범죄자 처우 프로그램에 관한 연구'였다. 10여 년 전 알코올 전문 병원에서 3명의 정신과 의사 이외에 임상 심리사, 사회복지사, 정신보건 간호사 등으로 구성된 치료팀과 함께 1년간 알코올 중독 치료에 관여한 바 있어 물질 중독자 치료가 얼마나 어려운지 피부로 느끼고 있었다. 그래서 이번 시찰에 참여하게 되어 외국의 물질 중

---

6) 이 절은 ≪교정담론≫, 제9권 제1호(2015)에 실은 필자의 참관기를 발췌한 것이다.

독 치료 현황을 파악할 수 있는 기회를 얻게 된 것을 행운으로 느끼면서도, 한편으로는 한국의 교정 의료가 앞으로 풀어야 할 숙제를 안고 가는 것이어서 어깨가 무거운 부분도 있었다. 의료진이 환자를 치료하면서 빈번하게 좌절감을 느끼는 경우는 알코올 중독과 같은 물질 중독을 치료할 때이다. 따라서 물질 중독에 대한 수많은 임상 경험과 지식을 가진 전문팀이 프로그램을 운영하지 않으면 아무런 효과를 거둘 수 없는 분야이기도 하다. 이미 한국은 알코올 중독 치료 분야에서 경험이 축적되어 세계적인 수준에 도달해 있다. 마약중독자의 경우에도 이러한 경험을 바탕으로 한국 실정에 맞는 단약(斷藥) 동기 증진 프로그램[7]이 이미 만들어진 상태이다. 문제는 이러한 프로그램을 운영할 자체 전문 인력이 지극히 부족하다는 점이다. 법학을 전공한 유능한 인재들이 대거 유입되는 반면, 이러한 치료 분야 전문가는 교정 환경에서 안정적으로 뿌리내리기가 그리 녹록치 않다는 점도 한 가지 이유이다.

필자는 2015년 3월 4일 늦은 밤 비행기로 인천 공항을 출발해 3월 13일 오전에 귀국하는 일정으로 스페인 한국 대사관, 사회복귀센터(Unidad del Centro de Insercion Social Victoria Kent) 1곳, 중경비 구금 시설(Centro penitenciario de Granada & Centre Penitenciari Puig de les Basses) 2곳을 방문했다. 스페인의 분류 심사 체계는 1급(고위험), 2급(중간), 3급(저위험 수용자) 세 가지로 정신분석학자 등이 팀을 이루어 분류한다. 사회복귀센터의 경우는 3급 수용자, 나머지 2곳의 구금 시설은 1급과 2급 수용자가 수용되어 있다. 스페인 구금 시설 방문 소감을 한마디로 말하면 100여 년 전 김구 선생님의 교정 철학이 떠오른다. 『백범일지』에서 김구 선생님은 이렇게 말씀했다.

구속을 너무 지나칠 정도로 가혹하게 할수록 반대로 수인들의 심성도 따라 악화되어

---

7) 조성남 외, 「단약 동기 증진 프로그램 매뉴얼 개발 연구 보고서」(식약청, 2008).

서, 횡령이나 사기죄로 들어온 자라도 절도나 강도질을 연구해서 만기 출옥 후에 더 무거운 형을 받아 다시 들어오는 자를 종종 볼 수 있었다. 지금 감옥은 물론 이민족의 압제를 받는다는 감정이 충만한 곳이므로 왜놈들의 처사로는 털끝만큼이라도 감화를 줄 수 없으나, 내 민족끼리 감옥을 다스린다 하여도 남을 모방하여서는 감옥 설치에 아무런 효과가 없겠다고 생각되었다. 그리하여 후일 우리나라가 독립한 후 감옥 간수부터 대학 교수의 자격으로 사용하고, 죄인을 죄인으로 보기보다는 국민의 일원으로 보아서 선으로 지도하기에만 주력해야 하겠고, 일반 사회에서도 감옥살이한 자라고 멸시하지 말고 대학생의 자격으로 대우해야 감옥 설치한 가치가 있겠다고 생각되었다.[8]

스페인의 교정 행정은 이러한 정신을 제대로 실천하고 있다는 느낌을 받았다. 기관별 방문에 소요된 시간이 2시간 정도로 한정되어 있고 한국인 통역사가 있었지만 교정 특유의 전용 언어를 통역사가 제대로 이해하지 못한 것을 포함해 전달 과정의 곤란으로 더 많은 정보를 얻지 못해 못내 아쉬웠다. 따라서 여기서는 구체적인 교정, 교화 프로그램과 세부적인 내용을 전달하기보다 첫인상에 의한 개인적 느낌과 피상적 정보에 한정되어 있음을 먼저 밝힌다. 스페인의 교정은 다음과 같은 시각적 효과, 옷차림, 개방성과 다양성을 존중하는 조직 문화, 충분한 교육 인프라를 통해 확실한 인상을 심어주었다. 이러한 첫인상을 통해 스페인은 자신들의 선진화된 교정의 모습을 상징적으로 보여주고 있었다.

---

8) 김구, 『백범일지』, 도진순 주해(돌베개, 2005), 254쪽.

2) 시각적 효과

스페인의 첫인상은 버스에서 내리기 전부터 보이기 시작한 건물 외벽의 다채로운 색상으로 느껴지기 시작했다. 색상은 사람들에게 감성적으로 영향을 미친다. 차가운 느낌, 따뜻한 느낌, 우울한 느낌, 행복한 느낌, 사랑스러운 느낌 등 색상별로 주는 감각적인 느낌이 다르다. 높은 회색 담벼락과 우중충하고 단조로운 색은 지루하고 우울한 느낌을 주는 반면, 노랑, 초록, 주황 등은 사람을 밝고 따뜻한 느낌이 들도록 만든다. 인간은 오감을 통해 정서적으로 많은 영향을 받는다. 클래식을 들으면 편안한 기분을 느끼고, 라벤더 향을 맡으면 긴장이 완화되는 느낌을 받는다. 향기와 색깔은 심성을 온화하게 하고 수용자의 긴장도를 낮출 뿐 아니라 관계에서 친밀감을 느끼게 하는 데 충분히 이용될 수 있다.

오래전부터 의사는 색상을 진단과 치료 목적으로 활용해왔다. 흑색의 대변을 보고 상부 위장관 출혈을, 누런 눈동자를 보고 황달을, 검은 얼굴빛을 보고 간장이나 신장 질환을 의심했다. 최초로 색깔을 치료 목적으로 사용한 기록은 기원전 4세기로 거슬러 올라간다. 히포크라테스(Hippocrates)가 상처 치료에 다양한 색의 연고를 사용했다는 기록이 전해지고 클라우디우스 갈렌(Claudius Galen)은 색채와 관련해 500여 가지 치료법을 고안했다. 요한 볼프강 폰 괴테(Johann Wolfgang von Goethe)는 그의 책 『색채론(color theory)』에서 색채에 의한 감각적·정서적 영향을 기술했다. 즉, 양(陽)의 영역에 속하는 색은 누렁, 주황, 주홍이다. 이 색은 활기차고 생동하며 추구하는 듯한 느낌을 주고, 음(陰)의 영역에 속하는 색은 파랑, 적청, 청적이다. 이 색은 불안하고 연약하며 갈망하는 듯한 느낌을 준다고 설명하고 있다.[9] 오늘날은 심리 상태를 진단하고 미술 치료의 일환으로 활용되기도 하며 색채를 이용한 마음을 치유하는 스마트

폰 애플리케이션까지 개발되는 실정이다. 색깔과 향기는 이미 정신과 영역에서 치료에 사용되고 있다. 일반인도 쉽게 향기를 이용한 아로마(aroma) 요법을 보완 대체 요법으로 사용하고 있으며 컬러 치료는 미술 치료 영역에서 이용되고 있다.

첫 번째 방문한 사회복지센터 경우는 여성 수용자와 3세 미만의 아이들이 함께 생활하는 한국의 중간 처우 시설에 해당하는 곳이다. 교화 프로그램을 이수한 저위험 수용자가 입소한다. 한국도 밀양 희망센터, 안양 소망센터가 있지만 프로그램을 운영하는 인적자원 투자에서 큰 차이가 있었다. 아이들이 구금 시설이라는 사실을 느끼지 못하도록 최대한 아동 인권과 모성 권리를 배려한 노력이 곳곳에 묻어나 있었다. 건물 외벽은 빨강, 주황, 파랑, 하양, 노랑 등 알록달록한 색상을 사용했고 아이들의 놀이터도 유사한 색상으로 통일감을 주었다. 복도 벽면은 노랑 바탕으로 되어 있었고 계단 손잡이 색상을 층마다 달리해 아이들이 몇 층인지 쉽게 구분할 수 있게 했다.

두 번째 방문한 시설은 개나리꽃을 연상시키는 노란색 청사(廳舍)가, 세 번째 방문한 시설은 주황색 청사가 환하게 우리를 반겼다. 내(內)정문을 통과하자 민원실에는 향긋한 아로마 향이 방문객의 긴장감을 풀어주고 있었다.

건물 외벽, 현관문, 창틀 등은 노랑, 연두, 초록 등을 지나치지 않을 정도로 적절하게 사용해서 세련되고 편안한 느낌을 주었다. 현재 한국 구금 시설에서 시행되는 '아름다운 교정 만들기' 추진의 일환으로 이러한 외국 교정의 시각적 효과 사례를 참고하면 좋을 것 같다.

---

9) 요한 볼프강 폰 괴테, 『색채론』, 권오상·장희창 옮김(민음사, 2008), 250~253쪽.

3) 옷차림

스페인 방문 시 가장 놀라웠던 점 중 하나는 수용자의 옷차림이었다. 중경비 시설이었음에도 모든 수용자가 평상복 차림이었다. 남녀 수용자가 함께 사복 차림으로 도서관에 앉아 책을 읽는 모습은 파격 그 자체였다.

옷차림이 사람을 만든다. 그리고 그 사람의 행동을 지배한다. 흰 가운을 입은 의사는 청결을 유지하고 신뢰받고자 노력하고, 정장을 입으면 품위를 지키고 조심스럽게 행동하게 된다. 깔끔하고 잘 다려진 제복을 입으면 조직 규범을 준수하고 자세를 흩뜨리지 않으려 노력하게 된다. 흔히 예비군복을 입으면 아무 데나 주저앉고 쉽사리 흐트러진 자세를 취하는 것은 복장이 사람의 태도를 지배하는 쉬운 예가 될 것이다. 또한 복장은 다른 조직과 구별을 지어주고 일체감을 주며 조직의 정체성을 형성하는 역할을 한다. 반면, 조직이 배타적·폐쇄적으로 되기 쉽다. 이러한 배타성은 포용, 신뢰, 배려, 참여 등 한국에 부족한 사회적 자본에 부정적 영향을 미친다.

수용자가 자신이 선택한 옷을 입는다면 존중받는 느낌일 것이다. 수의(囚衣)를 입은 수용자는 아무래도 굴욕감을 느끼기 쉽고 직원은 이들을 죄인으로 낙인찍기 쉽다. 그러는 사이 직원과 수용자 간에는 상호 불신이 자리하게 된다. 실제로 미국은 의료진이 보안 직원과 같은 제복 착용으로 진료에 임하는 것이 바람직한 치료 관계 형성을 방해하므로 정복 착용을 권장하지 않는다.[10]

옷차림은 그 사람의 신분을 규정하기도 한다. 아랫사람일수록 단조로운 색상과 간편한 차림으로 복종을 유도하고, 윗사람일수록 치장 등이 화려해지면서 권력을 암시한다. 마크 트웨인(Mark Twain)의 소설 『왕자와 거지(The Prince

---

10) Michael Puisis, *Clinical practice in Correctional medicine*(2nd ed.)(Mosby, 2006), p. 13.

and the Pauper)』에서도 옷을 바꾸어 입은 후 두 사람의 신분이 뒤바뀐 상황이 연출되는 모습을 볼 수 있다. 거지의 옷을 입은 왕자는 거지가 되어 가고, 왕자의 옷을 입은 거지는 어느덧 왕자가 되어 간다. 사회복귀센터 기관장은 50대 후반 여성으로 소탈하면서도 따뜻하고 인자한 이웃 어머니의 모습이었다. 두 번째 시설 기관장은 양복을 입고 격식을 갖춘 듯한 모습이었고, 세 번째 기관의 소장, 부소장은 모두 청바지에 스웨터 차림이었다. 이러한 모습은 탈권위를 상징적으로 보여주고 있었다. 특히 양복을 입은 두 번째 기관장의 경우, 대화 도중 'respect(상호 존중)'를 3번 이상 연거푸 강조하는 모습에서 진정한 휴머니즘을 실천하는 듯한 인상을 받았다.

이처럼 어떤 복장을 하느냐에 따라 사람의 심리, 행동, 태도에 영향을 미칠 수 있다. 그러나 뿌리 깊은 응보주의(應報主義) 사상은 수용자의 평상복 차림을 정서적으로 받아들이기 힘들게 만든다. 스스로 수용자처럼 행동하고 수용자처럼 사고(思考)하며 직원이 그들을 수용자로만 인식하는 한 완전한 교화는 요원(遙遠)하다는 생각이 든다. 따라서 치료와 교육 프로그램에 참가하는 직원은 평상복 차림으로 임하는 것이 좋을 것이다.

4) 개방성과 다양성

(1) 시설적 측면

시설 면에서 내부 공간의 개방성을 최대한 확보할 수 있는 구조적 설계를 엿볼 수 있었다. 구금 시설 외벽 방호막은 철저하게 설치되어 있고, 수용자의 생활공간까지 3중, 4중, 5중의 문을 통과해야 할 만큼 완벽한 차단 시스템으로 관리되고 있었다. 그러나 내부 수용 공간에 들어선 순간 넓은 건물 간격과 운동 공간, 음악 밴드가 합주하고 있는 강당, 어디서든 쉽게 하늘을 쳐다볼 수 있는 구조로 되어 있었다. 필자 일행이 방문했을 때 누군가의 요청에 따라 즉석에서 1명이 악대 연주에 맞추어 노래를 불렀다. 합주 수준이나 가창 실력은 별로였지만 표정은 다들 한결같이 밝았다.

세 번째 방문한 시설은 운동장이 초등학교 운동장 크기만큼 넓어 개방감을 극대화시키고 있었다. 혹여 스페인이 아니랄까봐 건물 사이사이에는 올리브 나무가 자라고 있었다. 7, 8월이 되면 녹색의 올리브 열매가 대롱대롱 열리리라. 그리고 가을이 되면 충분한 태양열을 흡수한 열매는 보라색으로 여물 것이다. 그 순간 충분한 태양열은 스페인 교정 당국의 교화 노력이요, 풍성하게 열린 올리브 열매는 수용자의 재활과 성공적인 사회 복귀라는 결실임이 자연스럽게 머릿속에 연상되었다.

(2) 인간적 측면

외부 방어벽은 철저하게 통제하되 수용자 생활공간 내에서는 최대한 자율을 보장하고 있었다. 각 셀(Cell)에는 1~2명만 수용하고 오전부터 점심시간까지는 아픈 사람을 제외하고 방에 머물지 못하도록 하고 있었다. 그리고 오후부터는 여러 가지 교육, 치료 프로그램에 참여하게 된다. 오전 방문 시 체력 단련실, 음악 강당, 미술실, 휴게실 등에서 자율 활동을 하고 있었다. 사복을 입은 채 남녀가 도서관에 앉아 함께 책을 읽고 서로 뒤섞여 배구 경기를 하는 등 필자 같은 방문객 입장에서는 사복 직원과 구분이 어려울 정도였다. 이러한 개방적인 활동은 인성 발달에 도움을 줄 수 있다. 미술, 음악, 독서, 운동을 장려하고 사회성 및 관계 훈련을 지속하면 전두엽 발달이 퇴화되지 않도록 할 수 있다. 인간성의 퇴보를 방지하고 이른바 장기 수용자의 시설화[11]를 예방

---

11) 장기수(長期囚)나 구금 시설을 회전문처럼 들락거리는 전과가 많은 수용자는 시설 내 각종 규율, 명령, 틀에 짜인 일과표에 따라 생활하는 것에 익숙해진다. 결국 출소 후 일반 사회에

할 수 있다.

낮 시간에도 방에 있는 시간이 많아 답답함을 벗어나기 위해 의료과의 문턱을 드나드는 한국 상황과 비교된다. 실제로 2010년 국민권익위원회 자료에 따르면 '답답함에서 벗어나기', '타 수용자와의 만남', '편익 도모' 등의 비의료적인 문제로 의료과를 방문하는 경우가 많은 것으로 조사되었다. 이러한 상황은 그렇지 않아도 부족한 의사 수에 업무를 과중시키고 실제로 진료받아야 할 환자가 방치될 여지를 높인다. 스페인의 이러한 개방된 교정 환경에서는 상상할 수 없는 일일 것이다.

양병환[12]은 성숙한 포유류 뇌에서도 신경세포가 지속되는 것은 확실하다고 했다. 특히 해마(hippocampus)와 후신경구(olfactory bulb)에서 지속적으로 신경세포가 만들어진다는 것이다. 신경 발달에 긍정적 요인은 통제된 환경보다 다양한 환경에서 사는 것, 사회적 상호작용, 학습, 신체 활동을 하는 것이고, 부정적 요인은 사회적 박탈, 반복된 스트레스임을 동물실험을 통해 밝혔다. 이러한 연구는 수용자가 교육과 수용시설 내 수용자와의 관계 형성을 통해서 사회성과 인간성을 발달시킬 수 있고, 충동 조절 학습에도 가능성이 있음을 보여주고 있다.

(3) 인사 시스템

세 번째 방문한 기관장의 경우 자신을 심리학자로 소개했다. 기관장이 심리학자였기 때문인지 그 기관에는 10명의 심리학자와 2명의 정신과 의사가 직원으로 채용되어 근무하고 있었다. 교정 행정이 보안 위주 정책에서 교육, 교

서 자신의 의지에 따라 생활하는 것을 오히려 불편해 하고 적응하지 못하는 성숙한 인간형에서 퇴보하는 현상을 일컬어 시설화라고 한다.

12) 양병환, 「성숙한 뇌의 해마 신경발달」, ≪BioWave≫, Vol. 6, No. 10(2004), 7쪽.

화를 중시하는 정책으로 바뀐다면 한국도 교육 전문가가 기관장으로 일할 날이 올 것이다. 스페인의 이러한 개방성과 다양성을 인정하는 조직 문화는 다양한 영역의 전문가가 유입될 수 있는 토양(土壤)이 된다. 또한 열린 인사 시스템은 교정 행정의 혁신을 불러일으킬 수 있는 가능성을 높인다.

5) 충분한 인적자원의 구축

수용자 옷차림 이상으로 놀라웠던 점은 한국 교정 현장에 비해 의사, 심리학자 등 중독 범죄자를 치료하기 위한 전문 인력이 비교할 수 없을 정도로 충분히 확보되어 있다는 점이다. 그리고 전자 영상 감시 시스템을 적극 활용했는데, 600명이 수용되어 있는 세 번째 방문기관의 경우 840대의 감시 카메라가 작동중이라고 했다. 야간 계호 인력을 최소화하는 대신 주간 교육 인력을 최대한 확보하고 있다는 느낌이 들었다.

한국도 일선에서 야간 계호 인력을 줄이고 주간 상담자 역할 및 교육을 위한 인적자원을 늘리려는 시도를 하고 있는 것으로 안다. 이러한 시도를 막는 가장 큰 저해 요인이 자살 방지와 응급환자 후송을 대비하기 위해서이다. 한국의 10만 명당 자살률은 세계 최고 수준이지만 구금 시설 내 자살률은 대다수 선진국보다 훨씬 낮은 수준이다. 그것은 구금 시설 내 자살 사고가 발생할 경우 당직 근무자에게 책임을 묻는 한국 특유의 문화에서 기인하는 것으로 이러한 문화는 교도관의 극심한 스트레스를 유발하는 요인이다. 자살 현장 목격과 당직 근무자의 책임을 묻는 문화는 직원에 대한 이중의 정신적 트라우마를 줄 수 있다. 이러한 문화는 개인의 자율성을 강조하는 선진국과는 큰 차이라 할 것이다.

스페인은 24시간 의사의 진료 시스템과 신입 진료 시부터 정신과 의사가 시행하는 자살 우려자에 대한 선제적인 교육은 야간에 발생하는 응급 상황을 미연에 예방하는 효과가 있고 더불어 야간 계호 인력도 줄일 수 있는 환경이 되고 있다. 한국은 야간의 경우 재택근무 형태로 의무관이 전화로 상황을 판단해 처방 혹은 외부 병원으로의 후송을 지시하고 있다.

교도관 직무 규칙 제83조에 따르면 "의무관은 응급환자가 발생한 경우에는 정상 근무시간이 아니더라도 지체 없이 출근하여 진료하여야 한다"라고 되어 있다. 하지만 정상 근무시간 외 근무에 대해 의사로서 사회적 책무와 직업윤리에 호소하고 있을 뿐 이에 대한 적절한 보상 규정이 마련되어 있지 않다.

공무원 복무 규정 제11조 제2항에 "토요일 또는 공휴일 근무자에 대해서는 그다음의 정상근무일을 휴무(대체휴무)하게 할 수 있으며, 당해 행정기관의 업무사정, 기타 부득이한 사유가 있을 때에는 다른 정상근무일을 지정하여 휴무하게 할 수 있다"라고 명시되어 있기는 하다. 그러나 이러한 규정이 있음에도 일선에서 대체휴무제도가 활용되지 못하는 이유는 8시간 이상 근무를 해야 대체휴무가 적용되기 때문이다. 야간 응급 환자 발생 시 출근하더라도 대부분 두 시간 이내에 마무리되기 때문에 대체휴무제도가 활용될 수 없다고 한다. 따라서 교도관 직무 규칙 제83조를 현실성 있게 바꾸어야 한다는 생각이 든다.

또한 한국의 경우 특이한 점은 정신과 의사가 거의 전무하다시피 한 현실에서 정신과 의사 지원자가 탈락하는 현상이 발생하는 경우도 있다. 그 이유는 정신과 의사를 채용하게 될 경우, 정해진 정원에서 당장 일반 진료를 할 수 있는 의사 부족을 초래하기 때문이다. 따라서 이러한 전문 인력의 채용에서 장기적인 관점에서 종합 계획을 세워야 할 것이다.

(1) 사회복귀센터의 인적자원

한국의 중간 처우 시설에 해당하는 이곳 사회복귀센터는 교화 프로그램을 이수한 저위험 수용자가 입소하게 된다. 수용할 수 있는 인원은 평균 24명 내외로 최대 34명까지 수용된다고 한다. 자녀의 숫자에 관계없이 아이는 3세가 될 때까지 부모와 함께 생활한다. 센터 자체가 정한 규정과 교육 프로그램을 성실하게 수행하겠다는 서명을 하고 입소하게 되며 아이가 구금 시설이라는 것을 느끼지 못하도록 최대한 배려하고 있었다. 아이는 외부 유치원을 다닐 수 있도록 하고 그 시간 동안 엄마는 외출 등을 자유롭게 할 수 있다. 단, 아이가 센터 내에 있는 동안 항상 엄마가 함께 있도록 해 아이에 대한 양육을 엄마가 책임질 수 있도록 하고 있었다. 엄마의 집 주소도 센터로 되어 있어 한국의 님비(NIMBY) 현상과 같은 지역사회의 저항은 없다고 한다.

인적자원의 구성은 경비 5명, 공무원 3명, 교화 프로그램 담당 1명, 아이 교육 담당 2명, 전임 의사 1명으로 되어 있고 법관 1명, 정신과 의사 1명은 비상근으로 추정된다. 전임 의사 1명은 따로 다른 일을 하고 있지 않다고 하며 오로지 20여 명의 수용자와 그들의 아이들을 위해 고용되어 있었다. 한국의 밀양 희망센터의 경우, 교위 1명이 15명 전후의 수용자를 전담하는 것과 실로 엄청난 인적자원의 차이가 있었다.

(2) Centro penitenciario de Granada의 인적자원

수용 인원 1500명으로 총 직원은 443명이었다. 일일 야간 근무 투입 인원은 24명이다. 의사는 총 12명(내과 의사 7명, 정신과 의사 5명)이 근무하고 있었다. 이와 비교해 한국의 수용 인원 2000명 안팎인 한 기관을 예로 들면, 전체 직원은 458명이고 근무 의사 수는 3명의 전임 의사와 1명의 공중 보건 의사가 근무한다. 의사 1인당 500명의 수용자를 담당하고 있고 정신과 의사는 없어

주 1회 초빙 진료에 의존하고 있다. 당연히 일반 진료에 치중할 수밖에 없고 마약 사범 등을 포함한 중독 범죄자의 치료 프로그램 운영은 자체 운영이 불가능한 실정이다.

방문 기관의 병원은 주 출입구 가까운 곳에 위치하고 있었고 독립된 건물에 진료실 및 의사 사무실, 휴게실 등이 있었다. 우연히 지나가다 만난 여의사만도 3명으로 그 이상이 근무하는 것으로 추측된다. 8명은 전일 근무하고 3명은 오후에 출근하며 1명은 야간 근무 후 다음날 쉰다. 일반 진료는 7명의 내과의사가 담당하고 각종 중독 치료 등 교화 프로그램은 정신과 의사가 담당하는 등 일반 진료와 중독 치료가 분업화되어 있었다. 이렇게 많은 의사 수에도 불구하고 외부 병원 이송 진료 환자 수는 1달에 100명 정도라고 했다.

스페인의 경우, 의사는 일정한 정규 코스를 수료하면 자격증이 주어지며 국가고시를 따로 봐서 합격하면 공무원이 된다. 국가가 지정한 기관에 임명되면 65세까지 정년이 보장되고 중도 퇴사 시 연금 지급을 하지 않는다. 의사들은 보편적으로 공무원이 되고 싶어 하며 한국처럼 의무관 채용에 큰 어려움이 없는 것으로 생각된다. 복지와 의료보험제도가 잘 되어 있어 자국민은 무상 진료를 받는다.

(3) Centre Penitenciari Puig de les Basses의 인적자원

총 600명이 수용되어 있고 최대 800명까지 수용 가능하다고 한다. 기관장인 소장은 심리학자로 의사나 심리학자도 공무원으로서 일정한 점수에 도달하면 승진을 거쳐 기관장이 될 수 있다고 했다. 따라서 유능한 고급인력이 지원할 수 있는 환경이 조성되어 있다.

총 직원 수는 400명으로 야간에는 9~10명이 야간 근무한다. 9명의 의사와 1명의 약사가 있으며 10명의 심리학자가 채용되어 근무하고 있다. 2명의 정

신과 의사가 근무하고 있다고 하는데 이 숫자가 9명의 의사 수에 포함되는지는 추가적으로 물어보지 않아 확실하지 않다. 이 기관의 경우에도 24시간 의료 서비스를 할 수 있도록 야간에도 1명의 의사가 당직 근무를 하고 있다. 한국의 관구(管區) 개념의 모듈(module)이 여러 개로 나뉘어 있는데 한 모듈당 60명의 수용자로 구성되어 있다. 모듈별로 책임자를 두고 공무원과 교육자 각 2명, 심리학자, 사회복지사, 의사, 인권 전문가 각 1명이 배정되어 모듈별로 서로 다른 미션이 주어진다고 한다. 신입 수용자를 위한 프로그램, 자살 우려자, 성범죄 사범, 알코올 중독자, 마약 사범을 위한 치료 프로그램이 실시되고 있다. 각 프로그램마다 계약서와 서약서를 작성 후 책임감과 의무감을 갖고 참여하도록 한다. 아침 8시 30분부터 점심시간까지 자유 활동을 하고 오후 3시부터 각종 프로그램에 참가한다. 성공적으로 교화가 되었다고 판단되면 개방 교도소로 이송한다.

6) 결론

조직에서 가장 중요한 것은 그 조직을 구성하는 사람이고 그다음은 그 사람들이 만들어가는 문화이며 사람과 조직 문화에 의해 형성된 행정 시스템이 조직의 성장과 발전에 중요한 영향을 끼친다고 할 수 있다. 그러한 점에서 스페인 교정 시설의 풍부한 인적자원, 개성과 다양성을 존중하는 조직 문화, 열린 인사 시스템은 외부 전문가의 도움 없이도 어떠한 프로그램을 자체적으로 생성, 운영할 수 있는 능력과 역량을 갖추고 있는 것으로 보였다. 자체 전문 인력을 통한 교화 프로그램 운영이 가능하려면 몇 가지 전제 조건이 충족되어야 한다. 첫째는 수용자 교화를 위한 교정본부의 확고한 의지, 둘째는 정부의 재정적 뒷받침, 셋째는 다양한 고급 전문 인력이 지원할 수 있는 열린 인사 시스템, 셋째는 국민의 인권 의식과 법 감정 등이 함께 수반되어야 한다.

현재 법무부는 50명 이내 규모의 마약류 중독 사범 전담 교정 시설을 추진 중이다. 초기에는 약물중독 치료에 대해 임상 경험이 풍부하게 축적된 민간 병원의 전문 인력과 한국마약퇴치운동본부의 인적자원을 활용하게 될 것이다. 이러한 시범 기관을 통해 자체 전문 인력을 프로그램에 함께 참여케 함으로써 내부에서 전문가가 지속적으로 양성될 수 있는 발판으로 삼아야 한다. 궁극적으로는 스페인과 같이 정신과 전문의, 심리학자 등 임상 치료 경험이 풍부한 전문가를 추가적으로 채용함으로써 자체 전문 인력으로 운영되는 마약류 전담 치료 기관을 점차적으로 확대해야 할 것이다.

이 책의 스페인 구금 시설과 관련한 기록은 총 82개의 스페인 수용 시설 중 단지 3곳만 시찰한 첫인상에 지나지 않다. 일반화의 오류와 보고 싶은 것만 보고 믿고 싶은 것만 믿는 혼자만의 착각은 아닌지 우려스러운 부분도 있다. 그러나 분명한 것은 스페인 교정 당국의 수용자 교화에 대한 의지만큼은 확실히 느낄 수 있었다. 아직 가야 할 길이 멀어 보인다. 그러나 희망은 있다. 발전과 변화를 거듭하는 교정 행정과 새로 유입되는 유능한 인재와 시찰에 함께 동행했던 일행 한 사람 한 사람의 생각 속에서 희망의 싹을 보았기 때문이다.

제3장

문학작품에 비친 구금과 의료

1. 서론

　교정 의료는 독특한 특징이 있다. 그러한 특징에 대한 이해와 준비 없이는 수용자에게서 쉽게 상처받기도 하고 때로는 상처를 주기도 하는데 이것은 곧 의사와 환자의 관계 단절로 이어진다. 그러면서 의료인은 정체성 혼란을 겪는다. 매년 정원의 약 10% 정도의 의무관이 구금 시설을 각기 다른 이유로 떠나고, 같은 정도의 비율로 신규 임용이 된다. 새로 임용된 의무관 대부분은 수용자에 대한 제대로 된 이해 없이 진료 현장에 투입된다. 채용이 되면 짧게는 1달, 길게는 6개월이 지난 이후에야 1박 2일 과정으로 직무 교육이 이루어진다. 의료인에게 가장 중요한 덕목은 환자에 대한 공감이란 사실을 알지만 이러한 공감은 환자에 대한 이해를 바탕으로 할 때 가능하다.

　아는 만큼 보인다는 말이 있다. 수용자의 구금 정신병과 구금 반응 등 구금 스트레스로 인해 발생하는 증상과 행동 변화에 대해 정신과적 이해가 뒷받침되어야 한다. 그렇지 않고는 그들을 환자로 온전히 이해하지 못하고 공감할 수 없다. 그들을 범죄자로만 인식하는 순간 무례함, 각종 속임수, 꾀병, 규율 위반을 하거나 공격적인 수용자를 문젯거리와 구제 불능으로 치부하게 된다. 평정심을 잃고 같이 흥분하게 될지도 모른다. 수용자는 대체로 조현병(調絃病), 양극성 정동장애(情動障礙)의 조증(躁症) 상태, 성격장애, 충동 조절 장애, 급성 스트레스로 인한 적응 장애 등 정신과적 개입을 요하는 경우가 많다. 의료의 기술적인 면에서 대학 병원이 현대 과학기술의 진면목을 볼 수 있는 곳이라면, 인간적인 측면에서의 의료를 가장 적나라하고 역동적으로 경험할 수 있는 곳이 구금 시설 의료 현장이다. 그래서 교정 의료를 담당하는 의료인은 인간 본성에 대한 지혜가 필요하다.

다음에서 9권의 문학작품에 나타난 교정 의료 풍경을 편의상 8가지 범주로 나누어 살펴보기로 한다. 작품 중 4권은 작가의 옥중 체험 수기이고, 3권은 작가의 수감 경험을 바탕으로 한 소설이며, 나머지 2권은 구금 시설 의료진의 체험을 기록한 것이다. 소개될 풍경은 단절되기 쉬운 의사-환자 관계, 구금에 의한 몸과 정신의 변화, 속임수(꾀병), 변질되기 쉬운 의료, 단식투쟁, 자해, 윤리적 딜레마를 겪는 순간, 병보석 장면 등인데, 이는 교정 의료의 특징을 대표하는 상황으로 구금 현장에서 흔히 겪는 일이다.

이병훈은 "문학은 상처와 질병으로 인한 직접적인 통증을 완화시킬 수는 없지만 비인간화된 영혼에 구원의 빛을 던질 수는 있다. 우리는 이것을 문학의 '간접성'이라고 부를 수 있다. 이런 점에서 작가는 메스를 들지 않은 의사라고도 할 수 있다. 고통받는 환자를 진정으로 동정하고 마음까지 치유할 줄 아는 의사가 질병을 의학적으로 치유하는 의사보다 히포크라테스의 가르침에 더 가까이 다가가 있다는 점은 의학의 궁극적 목적이 문학의 그것과 크게 다르지 않다는 것을 증명하는 것이다"[1]라고 했다.

---

1) 이병훈, 「의과대학의 문학교육을 보는 몇 가지 시각」, ≪한국의학교육≫, 제15권 제3호 (2003), 188쪽.

의사는 환자에게서 배운다. 환자가 되어보지 않고 그들의 처지와 고충을 완전히 이해할 수 없듯이 수용자가 되어보지 않는 이상 그들의 느낌, 감정, 고통을 온전히 이해하기 힘들다. 직접 수감 생활을 했던 작가의 글을 통해 때로는 분노하고 때로는 좌절하는 수용자에게 어느덧 공감하고 있는 자신을 발견하게 될 것이다.

2. 교정 의료의 풍경

1) 단절되기 쉬운 관계

인권과 질서의 균형과 조화는 구금 시설이 지향하는 바이다. 하지만 인권을 중시하면 질서가 무너지고, 질서를 우선시하면 어느 순간 인권이 침해당하기 십상이다. 그래서 "의료는 인권을 보호할 수도, 침해할 수도 있는 양날의 검이다".[2] 한정된 의료 자원의 분배와 의료 처우에서 모든 결정은 의사의 손에 달려 있다. 공적 업무를 수행할 때는 수용자와 이해관계가 상충되는 경우가 필연적으로 발생한다. 이때 그들의 정서적인 면을 이해하거나 공감하려고 하지 않는다면 신체 증상을 꾀병으로 간주하게 된다. 그러는 동안 의사-환자 관계가 단절된다. 이때 수용자와 의사는 서로 싸워 이겨야 하는 적이 되고 진료하는 매 순간은 전쟁이 되기 십상이다. 이처럼 구금 시설의 진료 현장은 이해와 공감이 없다면 고통받는 환자에게는 곧 생지옥을 의미할지도 모른다.

다음에 소개하는 2가지 풍경 중 첫 번째는 여러 가지 수용 편의가 주어지는

---

[2] 손의식, "의료는 인권 보호할 수도, 침해할 수도 있는 양날의 검", ≪라포르시안≫, 2012년 6월 4일 자.

의료 거실로의 전방(轉房)이 거부되면서 갈등이 시작되는 장면이다.

나는 공의(公醫)에게 감방 휴양을 요구했지만 그는 대답도 하지 않고 휭하니 돌아가버
렸다.3)

이 글은 작가의 구금 시설 체험담으로 1930년대의 일을 기록한 것이다. 그
때부터 80년이 지난 오늘날에도 이러한 상황은 변함없이 반복되고 있다. 의
료 거실에는 대부분 중증 환자들이 수용되어 있기 때문에 수용 처우에서도
관대한 대우를 받을 수 있고 환자복을 입은 채로 법정에 나갈 수도 있어 재판
부의 동정심을 이끌어내는 데 유리하다고 생각하는 것 같다. 따라서 조금이
라도 몸이 아픈 수용자들은 이러한 수용동에 입병하기 위해 많은 노력을 기
울이게 되고 심지어는 학연, 지연 등 가능한 인맥을 모두 동원하려고 애를 쓰
게 된다. 이미 한 차례 의료 거실 입병을 거절당한 작중 화자(話者)인 '나'는
뒤늦게 폐렴 진단을 받고 병동으로 전방 조치된다. 하지만 그때는 이미 의사-
환자 관계가 단절되기 시작한 무렵이다. 한 차례 입병이 거부된 '나'는 스스
로 투병 방법을 간구해야 했고 불행 중 다행으로 동료 수용자들의 극진한 도
움을 받게 된다. 반대로 의료진의 무관심은 불신을 분노로 바뀌게 한다. 결국
완전한 관계 단절로 이어진다.

당신은 공의로서 양심을 지닌 사람이라 도저히 믿을 수 없다. 금후 당신에게는 선악과
함께 아무것도 기대하지 않기 때문에 내 몸에 손대지 말라, 물론 약도 필요 없다.4)

---

3) 이소가야 스에지, 『우리 청춘의 조선』, 170쪽.
4) 같은 책, 171쪽.

마침내 분노가 폭발한 '나'는 의사에 대한 기대를 완전히 접고 관계 단절을 선언한다. 이에 질세라 공의 역시 이제부터는 '나'의 몸 일체를 돌보지 않겠다고 한 발짝도 물러섬 없이 팽팽하게 맞선다. 자신의 처지를 알아주지 않는다고 분노하는 환자의 입장이나 의학적 판단에 따라 소신껏 행동했으나 환자가 이를 받아들이지 않고 자신의 뜻을 존중하지 않는다고 분노하는 공의의 입장이나 나름대로 격분하는 이유가 충분히 있을 것이다. 이러한 상황을 예방하기 위해서는 의사에게나 환자에게나 상대방을 설득시키는 소통의 기술이 필요하다는 생각이 든다. 어쨌든 관계 단절로 인해 더욱 손해를 감수해야 하는 쪽은 환자일 수밖에 없다. 그럼에도 관계 단절이라는 배수진을 칠 수밖에 없는 환자의 심정에 오히려 동정이 가는 것은 약자에 대한 당연한 인지상정인 것 같다.

두 번째는 외부 병원 진료가 거부당하자 의사를 불신하게 되는 장면이다. 외부 진료와 관련해 발생하는 의견 충돌은 구금 시설에서 불가피하게 발생할 수밖에 없는 일로 의사-환자 관계가 단절되기 쉬운 상황이다. 불신은 또 다른 불신을 낳는 악순환이 반복된다. 한국형사정책연구원의 보고서[5]에 따르면 수용자가 외부 병원을 신청한 빈도가 수용자 100명 당 25회이며 이 중 11회(44%)만이 받아들여졌다고 했다.

> 당신 교도관들은 모두 한통속이야. 한 사람은 거짓말을 하고 다른 사람들은 그게 맞
> 다고 맞장구치잖아. 의사인 당신도 다른 사람과 똑같이 이 교도소의 일부분(재산)일
> 뿐이야. 나는 아무도 안 믿어.[6]

---

5) 손명세, 「수용자의 보건의료실태 및 관리방안」(한국형사정책연구원, 1996), 68쪽.
6) 잭 자페, 『어느 날 당신이 눈을 뜬 곳이 교도소라면』, 한영선 옮김(푸른나무, 2012), 28쪽. 저
   자는 15년간 미국 교도소에 근무한 임상심리학자로서, 당시 경험했던 수용자의 심리적
   변화를 위주로 이 책을 기록했다.

환자의 요청을 일말의 재고(再考)도 없이 단칼에 거절하거나 면박을 줄 때, 호통을 치는 등 권위를 내세우거나 냉정한 태도로 일관할 때 의료인을 공권력의 일부로 인식하는 것은 당연한 일이다. 신체의 자유가 없는 상황에서 의사를 선택할 수 있는 자유마저 없다는 현실은 의사-환자 관계의 단절이 곧 한 가닥 유일한 구명줄의 끊김을 의미할지도 모른다.

그러나 이런 선의들이 자꾸만 차단되고 거부와 외면의 몸짓으로 바뀌는 것을 느끼지 못할 내가 아니었다. (중략) 정치권력은 의사의 진료행위를 이용하여 고문의 유일한 외적 증거를 수시로 확인하고자 한 것이다.

처음에는 전혀 관심을 갖지도 않았던 부위에 대해 한두 번도 아니고 여러 번 여러 사람이 보자고 하는 데에는 넌덜머리가 났다.

그리고 그 가증스러움이라니![7]

하루하루 살아남아야 하는 일이기에 생존을 위한 본능적인 감각이 발달하게 되나 보다. 절박한 상황에 놓인 사람은 상대방의 눈빛과 몸짓만 봐도 그것이 무엇을 의미하는지 본능적으로 알아챘다.

의사들은 비교적 성실하게 진찰하려고 했다.

지금은 그만둔 어떤 의사 한 사람은 특히 더 그러했다.

일부러 나를 불러내서 살펴보고 약도 지어 주었으며 안타까운 눈으로 나를 응시하기도 했다.

---

7) 김근태, 『남영동』(중원문화, 2007), 140쪽. 이 책의 저자인 고 김근태 전 장관은 1980년대 국가보안법 위반 혐의로 징역 5년과 자격정지 5년형이 확정되었으나 28년 만에 열린 재심에서 무죄를 선고받았다. 이 책은 남영동 치안 본부에서의 고문과 서대문 구치소 외 3곳의 교도소 수감 중 작성한 옥중 기록이다.

나는 그 눈빛이 무엇을 말하는지 금방 알 수 있었다.

그것은 나에게 큰 약이었다.

당시 소생하는, 소생하려고 발버둥치는 나에게는 이 의사의 선의가 무엇보다 효험 있

는 치료였다.[8]

환자를 존중하고 공감하고자 하는 마음을 가질 때 비로소 의사-환자 관계는
치료적 협력 관계로 가는 가능성이 열린다. 이러한 협력 관계는 의사에 대한
신뢰로 이어지고 그 자체만으로 신비스러운 치료약이 된다. 구금 시설에서 의
료는 이러한 비방(秘方)의 기능을 통해 인권을 지켜주는 마지막 보루의 역할
을 할 수 있어야 한다.

2) 몸과 정신의 변화

(1) 감각의 변화

일거수일투족 직원의 허가가 필요한 폐쇄된 공간은 체성감각(體性感覺)을
더욱 각성시키기도 하고 과장되게 느껴지게 함으로 정신적·신체적 감각을 더
욱 민감하게 조장한다. 사소한 통증이나 불편감은 실질적인 치료가 필요하든
아니든 간에 의학적 치료를 요구하도록 변형시킨다.[9] 입소 전후의 건강 관심
도 변화를 분석한 연구에서도 비슷한 내용을 확인할 수 있는데, 입소 전 건강
에 관심이 매우 많았던 경우가 26%에서 입소 후 57.5%로 증가했다. 수용자가
느끼는 주관적 건강 상태는 입소 전 51.3%에서 좋거나 혹은 매우 좋다고 응
답했으나 입소 후에는 24.2%만이 그렇다고 응답했다.[10]

---

8) 같은 책, 138쪽.

9) Michael Puisis, *Clinical practice in Correctional medicine*, p. 12.

나는 내 신상에 일어난 모든 것을 내 몸에 유익한 것으로 만들겠다는 데만 관심을 가졌던 것이다. (중략) 비참한 죄수들을 더 추악하고 참담한 모습으로 보이게 하는 끔찍한 죄수복, 침묵, 고독, 치욕, 이런 것 하나하나에 이르기까지 하나의 심적 경험으로 변화시켜야 한다.[11)

제약이 많은 밀폐된 구금 환경은 시각, 청각, 후각, 미각, 촉각의 다섯 가지 감각을 변형시키기 쉽고 정서적 긴장, 우울감, 불안, 각종 스트레스로 야기된 불안정해진 감정 상태는 감각의 변화를 더욱 부추긴다. 이러한 감각 변화는 단순한 건강에 대한 염려를 심기증(心氣症)이라는 병적 상태로 바뀌게 한다. 정신적 원인이 의학적으로 설명되지 않는 다양한 신체 증상으로 나타나기도 한다. 이런 환자를 구금 시설에서 진료하는 것은 흔한 일상이고 수용자가 진료를 요청하는 흔한 원인 중 하나이다. 이러한 건강염려증 혹은 신체화 장애는 자신이 심한 병에 걸렸다는 집착과 공포를 낳는다. 감각을 고통으로 인지하는 역치가 낮고 참을성도 낮아 신체감각에 예민하게 반응하는 경향이 있다. 꾀병과 달리 의도하거나 가장하지 않으므로 환자를 꾀병으로 몰아서는 안 된다. 또한 자신의 증상을 통해 이차적 이득을 얻으려는 무의식적인 동기가 작용하는 것으로 알려져 있다.

이 질환의 경우 의사-환자 관계가 치료에 매우 중요한 영향을 끼친다. 의사가 진심으로 자신을 위하고 걱정하고 있다는 믿음을 환자가 가질 때만 치료가 가능하다. 환자의 이야기를 자세히 들어주고 아픈 부위를 만져보며 생체

---

10) 손명세, 「수용자의 보건의료실태 및 관리방안」, 50, 55쪽.

11) 오스카 와일드, 『옥중기』, 배주란 옮김(누림, 1998), 31쪽. 저자 오스카 와일드(Oscar Wilde)는 1895년 레딩 교도소에서 2년간 복역했고, 사망 후 98년 만에 복권된다. 『옥중기』는 레딩 교도소에서의 고독과 인생철학을 기술한 옥중 회상록이다. 문장 한 줄 한 줄이 시적이면서 수려하기까지 하다.

징후를 측정하는 등의 과정은 신뢰를 쌓는 과정이다. 적절한 검사를 통해 의학적 평가를 한 후 특별한 이상이 없음을 안심시키는 지지요법(支持療法)이 도움이 된다. 수용자라는 편견을 갖지 않고 온전히 환자로만 인식할 때 헌신적인 진료가 이루어지고 치료도 가능하다. 의사-환자 관계의 단절로 혹은 편견으로 헌신이 부족할 때 환자의 말을 제대로 듣지 않고 약 주기에 급급한 의사가 된다. 그리고 환자는 의료과의 문턱을 수시로 드나들며 약에 의존하게 된다. 한국형사정책연구원의 연구 결과도[12] 이를 뒷받침하고 있는데, 수용자의 연간 1인당 의료 이용률은 14.4회로 일반 의료보험의 병·의원 외래 이용률인 8.8회보다 높음을 보여주고 있다. 첫째는 구금으로 인한 몸과 정신의 변화, 둘째는 비의료적인 문제임에도 무상 의료라는 점을 악용하는 도덕적 해이의 결과로 생각된다.

(2) 건강에의 집착

민감해진 감각의 변화로 정상적으로 나타날 수 있는 생리적 현상까지도 비정상적인 것으로 생각하게 되고 계속해서 그러한 감각에 집착하다보면 심지어는 '죽을병에 걸리지는 않았을까?'라는 두려움에 젖어든다. 최악의 경우에는 수감 기간 중 아무도 모른 채 홀로 조용히 사망할지도 모른다는 악몽에 휩싸이게 되는 것이다.

그래서 재소자들은 건강에 지나치게 집착해서 신경증적인 증상을 가지고 의무과의 문턱이 닳도록 드나든다.[13]

---

12) 손명세, 「수용자의 보건의료실태 및 관리방안」, 93쪽.
13) 잭 자페, 『어느 날 당신이 눈을 뜬 곳이 교도소라면』, 127쪽.

법무부 자료[14]에 따르면 52.5%의 수용자가 정기적으로 처방 약을 복용하고 있었다. 응답자 중 약 복용률이 높은 60세 이상 고령자 비율이 7% 미만으로 비율이 높지 않음에도 수용자 2명 중 1명 이상이 처방 약을 복용하고 있다는 사실은 일반인에 비해 그 비율이 높음을 알 수 있다. 특히 수용 기간이 긴 5년 이상의 장기 수용자는 59.65%로 복용률이 증가했고 이송 횟수가 13회 이상으로 많은 경우도 58.01%로 높게 나타났다. 약 복용법을 제대로 지키는 경우는 66.4%로, 나머지 26%는 가끔씩 지키거나 전혀 지키지 않고 있었다. 2008년 형사정책연구원의 '약 복용 실태'[15]를 보면 모두 복용한 경우가 0%, 대부분 버렸다는 경우가 53.5%, 모두 버렸다는 경우는 7%였다. 이러한 결과는 수용자가 필요에 의해 약을 처방받기보다 구금 스트레스로 인해 민감해진 감각과 불편한 증상으로 일단 약을 타고 보자는 심리가 작용하는 것으로 생각된다. 2명 중 1명이 약을 복용하는 이러한 패턴은 2015년 1월에 조사한 3곳 기관에서도 비슷한 양상을 보이고 있었다(<표 3-1>).

구금 스트레스로 인한 경도의 우울증, 건강염려증, 신체화 장애 등은 의료진의 정신과적 면담 등의 개입이 필요함에도 이것이 충족되지 못하면 일반 약에 의존해 이를 해결하고자 하는 의료 이용 행태가 지속적으로 반복된다. "미국 정신과협회는 구금 시설 수용자의 20%가 심각한 정신 질환을 가진 것으로 추정하고 있다. 그러나 최근 자료들은 이중 13%만 어떤 형태로든지 정신과적 치료를 받았고 오직 10%만 정신과 약물을 받고 있다고 지적했다."[16]

한국도 <표 3-1>처럼 5~8% 정도의 정신 질환자가 적극적인 약물치료를

---

14) 법무부, 「교정기관 수용자 건강상태 및 생활습관 조사결과 분석」(한국건강관리협회, 2011), 105쪽.
15) 국가인권위원회, 「구금시설 내 수용자 건강권 보장을 위한 토론회」(2009), 41쪽에서 재인용.
16) Michael Puisis, *Clinical practice in Correctional medicine*, p. 285.

〈표 3-1〉 2015년 1월 22일 구금 시설 3곳의 약 복용 현황

약 복용 현황	A 기관	B 기관	C 기관
총 수용 인원(명)	3043	2180	2049
국가 지급 약 복용자 수(명)	1118	1102	758
외부 차입 약 복용자 수(명)	412	48	295
정신과 약물 복용자 수(명)	156	118	170
정신과 약 복용률(%)	5.2	5.4	8.3
일일 약 복용률(%)	50.3	53.0	51.3

받는 것으로 추정된다. 경미한 정신 질환을 앓는 수용자는 결국 전임 의무관
이 포괄적인 진료를 통해 해결해야 할 몫이다. 이들은 대부분 정신과 약물 사
용 없이도 경청과 지지로 좋아질 수 있다.

3) 속임수

구금 시설에서 증상을 과장하는 등 꾀병을 부릴 만한 요소는 많다. 기분 전
환의 목적, 수용 생활의 편의 도모, 노역 회피, 질병에 의한 집행정지, 같은 방
동료 수용자와의 불화로 인해 방을 옮길 목적, 의료 거실 입병 목적, 장애 거
실 입실, 향정신성 의약품 복용, 변상 등의 외적 보상, 목발 혹은 휠체어 사용
허가 목적 등이 그 예이다. 이러한 행동은 계호 부담을 증가시키고 의료적 비
용을 초래한다. 수용자는 환자 역할을 통해 어렵고 곤란한 상황을 도피하고
자 시도한다. 자신이 자백하지 않는 한 좀처럼 꾀병을 진단하기 쉽지 않다.

'빨리 진찰감(診察監)에 보내어 다고.' 나의 피곤한 머리는 이렇게 빌었다. 아침에 종기
를 핑계 삼아 겨우 빌어서 진찰하러 갈 사람 축에 든 나는 지금 그것밖에는 바랄 것이
없었다. 시원한 공기와 넓은 자리를(다만 일이십 분 동안이라도) 맛보는 것은, 여간한 돈

이나 명예와도 바꿀 수 없는 귀중한 것이었다. 그뿐만 아니라, 입감이내(入監以內)로 안 부르는커녕, 어느 감방에 있는지까지 모르는 아우의 소식도 알는지도 모르겠다.[17]

갇혀 있는 수용 공간을 빠져나와 의사를 만난다는 것은 진료 이외의 또 다른 의미가 있다. 답답함의 해방구요, 변화의 돌파구가 된다.

국가인권위원회의 구금 실태조사에서[18] 직원을 대상으로 수용자가 실제로 아프기보다 다른 이유로 의료과 진료를 신청하는 정도를 묻는 설문조사를 시행한 바 있다. 당시 답변에서 조금 많다 28.3%, 상당히 많다 31.5% 등으로 실제로 아파서가 아니라 다른 이유로 수용자가 의료과 진료를 신청한다고 생각하고 있었다. 그리고 그 이유에 대해 직원의 서술형 답변을 살펴보면 '구금 및 거실 생활의 답답함에서 벗어나기', '타 수용자와의 만남', '편익 도모' 등 수용 환경 및 처우 불만족을 해소하는 차원이라고 답했다. 다음의 풍경은 일제강점기 김구 선생님의 수감 생활 모습이다. 지인과 한방에서 같이 지내고자 그리고 좀 더 넓은 방에 거처할 목적으로 인위적으로 옴을 만들어 성공적으로 전방되는 장면을 그리고 있다.

하루는 내가 최명식 군과 너무 오래 격리되어 지내, 울적한 회포를 풀기 위해 한 방에서 같이 지낼 계획을 실시했는데, 그것은 옴을 만들어서 감옥의(監獄醫)에게 진찰받아 같은 방에서 거주케 되도록 하는 것이었다.

---

17) 김동인, 『약한 자의 슬픔 (외)』(범우, 2004), 217쪽. 「태형」은 1922~1923년의 작품이다. 아마도 감옥 풍경을 본격적으로 그린 작품의 효시라 할 수 있다. 3·1운동 당시 출판법 위반으로 6개월간 옥고를 치른 작가의 체험이 바탕이 되고 있어 더욱 가치가 느껴진다.

18) 국가인권위원회, 「구금시설 수용자 건강권 실태조사, 인권상황 실태조사 보고서」(2010), 260쪽.

옴을 만드는 방법을 말하면, 가는 철사를 얻어서 끝을 갈아 뾰족하게 만들어 감추어 둔다. 그러다가 의사가 각 공장과 감방으로 돌아다니며 병든 수인을 진찰하기 30분 전, 철사 끝으로 좌우 손가락 사이를 꼭꼭 찔러두면 찌른 자리가 옴과 같이 솟아오르고 그 끝에서 맑은 물이 솟아오른다. 그러면 누가 보든지 옴 병으로 보게 된다. 그 방법으로 진찰하니 그날로 옴 방으로 전방되어, 둘이 같이 한 방에 들어갔다. (중략) 그 때 일부러 옴을 만들어서 전방한 이유가 또 한 가지 있다. 감방에 수인의 수가 너무 많아, 앉았을 때는 마치 그릇에 콩나물 대가리 나오듯이 되었다가, 잘 때에는 한 사람이 머리를 동쪽으로 두면 다른 사람이 머리를 서쪽으로 두어 착착 모로 눕고 난 뒤, 더 누울 자리가 없으면 나머지 사람들은 일어서고, 좌우에 한 사람씩 힘센 사람이 판자벽에 등을 붙이고 두 발로 먼저 누운 사람의 가슴을 힘껏 민다. (중략) 좀 넓은 방에 거처할 생각을 하였다. 그리하여 짜낸 계획 — 옴을 만들어 최명식과 같은 방에 거주하는 것 — 이 들어맞았으나, 모처럼 이야기 좀 하다가 이 봉변을 당한 것이다.[19]

당사자에게는 삶의 치열한 몸부림일 수 있기에 알고도 속아야 할 때가 있다. 진짜 환자를 꾀병으로 오인했을 경우 발생할 위험은 너무 크다. 수많은 비의료적 진료 요청과 꾀병에 응하면서도 만에 하나 있을지 모를 잠재된 질병을 놓치지 않아야 한다. 꾀병이 없는 수용 환경은 불가능하다. 하지만 꾀병을 줄일 수는 있다. 그것은 공정하고 합당한 교정 의료 환경을 만들어가는 것이다.

---

19) 김구, 『백범일지』, 250쪽. 『백범일지』는 김구 선생님의 자서전이다. 1896년 21세에 해주 옥에 투옥되었다가 2여 년 후 탈옥한다. 1909년 34세의 나이에 이토 히로부미(伊藤博文) 저격 사건에 연루되어 체포되었다가 1달여 만에 불기소 처분으로 풀려난다. 1911년 36세에 세 번째 투옥되었다가 1915년 40세의 나이에 가출옥하게 된다. 이 인용문은 세 번째 투옥 때의 일을 기록한 내용이다.

4) 변질되기 쉬운 의료

속임수, 비의료적인 문제, 사소한 증상 등으로 의료과 문턱을 드나드는 수용자가 많아질수록 의료진이 환자를 대하는 태도는 무성의해지기 쉽다. 단절된 의사-환자 관계는 이러한 무성의한 태도를 더욱 부추긴다.

"천십칠호!" 하고 고함치는 소리가 귀에 들렸다. 그것은 내 번호이다.

"예!" 나는 빨리 대답하였다.

"진찰." 나는 빨리 일어서서 의사의 앞으로 갔다.

"어디가 아파?"

"여기요." 의사는 내가 내려놓은 엉덩이와 넓적다리를 얼핏 들여다보고, '요만 것을 ……' 하는 듯한 얼굴로 말없이 간호수(看護囚)에게로 내어 맡긴다.

간호수에게서, 껍진껍진한 고약을 받아서 되는 대로 쥐어바르고 이번은 치료받은 사람의 축에 앉게 되었다.[20]

'요만 것을 …… 하는 듯한' 의사의 표정이 너무도 생생하게 떠오르게 하는 장면이다. 신뢰를 바탕으로 이루어져야 할 의사-환자 관계가 이 한 순간 의사 표정만으로도 충분히 환자에 대한 불신을 가지고 있음을 짐작케 한다.

"선생님, 잠깐만 뵐 수 있을까요?" 그 대답은 항상 "미안, 다음에 다음에." 어느 의사가 절망적인 어투로 말했다.

"내가 뭘 어떻게 할 수 있겠소? 환자 한 사람마다 개인적으로 돌봐야 한다는 것을 나도 잘 압니다. 그런데 내 담당 환자가 500명이나 되니 뭘 해줄 수 있을 것 같소?"[21]

---

20) 김동인, 『약한 자의 슬픔 (외)』, 220쪽.

1948년 언론인 알베르트 도이치(Albert Deutsch)가 『미국의 수치(The Shame of the States)』라는 책에 당시의 정신 질환자의 수용소 장면을 묘사한 글이다.

오늘날 구금 시설 현장도 의무관 1인당 500여 명의 수용자를 담당하는 곳이 많고 주로 의료사고나 의료 소송 방지를 위한 내과적·외과적 질환과 수용 시설 내 감염성 질환자 관리에 치중하고 있다. '적정 의무관 수'에 대해서는 논란의 여지가 많다. 기관마다, 시기별로 환자 발생 차가 심하고 일일 진료 환자 수도 만성질환 정기 투약자를 포함하기도 하고 그렇지 않기도 한다. 고혈압, 당뇨 등 만성질환자들처럼 매일 약을 정기적으로 복용하는 사람까지 진료해야만 하는 인원에 포함할 경우 투약률이 50% 이상인 한국의 경우에 필요 의무관 수는 기하급수적으로 늘어나게 된다. 미국에서 조사된 sick call(감기나 두통 등 매일 새로운 증상에 대한 투약 요청 혹은 진료 요청)의 통계22)에 의하면 수용 인원의 10~30%의 sick call이 매일 발생하고 그중 60%만이 의사 진료가 필요한 것이라고 한다. 이를 한국에 적용하면 수용 인원 500명일 때 150건의 sick call과 이 중 90명의 환자가 의사의 대면 진료를 필요로 하는 최대 인원이 된다. 따라서 의무관 1인당 500명 이상의 수용자를 담당하는 한국 교정 현장의 경우 sick call의 30% 선에서 진료가 이루어지게 함으로써 의무관의 부족 부분이 상쇄되는 효과를 얻는 것으로 추정된다. 따라서 의무관 1인당 500명 이상의 수용자는 포괄적 진료를 하기에는 무리가 있고 보안 파트와 의료 파트의 긴밀한 공조 체계 없이는 의료 부실로 이어질 가능성도 있다.

스페인의 중경비 구금 시설인 Centro penitenciario de Granada는 수용 인원이 1500명 정도임에도 5명의 정신과 의사를 포함한 총 12명의 상근 의사가 근무하고 있고 야간에 교대로 1명의 당직 의사를 두어 24시간 진료 체계를 유

---

21) 에드워드 쇼터, 『정신의학의 역사』, 452쪽.

22) Michael Puisis, *Clinical practice in Correctional medicine*, p. 50, 55.

지하고 있다. 풍부한 인적자원으로 일반 진료를 담당하는 진료 파트와 자살 우려자, 성폭력 사범, 금연 클리닉, 알코올, 마약 중독 등 중독자 치료를 위한 교육 파트를 따로 구분하고 있다.[23] 이러한 이원화 체계는 신뢰 결여로 인해 발생할 수 있는 의사-환자 관계 단절과 이로 인해 비롯된 수용자 교육의 부정적인 영향을 배제할 수 있다. 이러한 외국 실정과 비교해 한국 구금 시설에 근무하는 89명의 전임 의무관 중 정신과 전문의가 1명도 없다는 사실은 매우 안타까운 점이다.

일반적으로 비정신과 의사는 약물 의존성 및 약물 오남용 우려로 정신과와 관련한 약물 처방을 꺼리거나 소극적으로 처방하려는 경향이 있다. 앨런 프랜시스(Allen Frances)도 "11만 명이라는 엄청난 수의 군인들이 적어도 한 가지 향정신성 의약품을 복용하고, 더 많은 수가 한 종류 이상을 복용하며, 과다 복용 사고로 죽는 수가 매년 수백 명이다"[24]라고 하면서 지나친 약물 사용을 비판했는데 의무관의 우려가 꼭 지나친 것만은 아닌 것 같다.

효과적인 정신과적 진료 방법은 약물치료에 있지 않고 환자에게 충분한 시간을 할애해 수용자로 하여금 의사가 자신을 헌신적으로 대하고 있다고 느끼게 하는 데 있다. "의사가 정신 치료 분야의 훈련을 받았든 신경과학의 훈련을 받았든, 이제 정신과 의사의 초입에 들어선 의사라면 환자에게 충분한 시간을 들이는 것이 정신과 임상 기예의 본질임을 알고 있을 것이다. 내과나 산과의 평균 진료 시간은 10여 분 정도이나 정신과의 경우 평균 40분 이상이다."[25] 정경희 외[26]의 연구에서도 비의사에 의한 예진을 제외하고 보호자 면담을 포

---

23) 신준식, 「의사의 시각에서 본 스페인 구금시설의 첫인상」, ≪교정담론≫, 제9권 제1호(2015), 214쪽.
24) 앨런 프랜시스, 『정신병을 만드는 사람들』, 김명남 옮김(사이언스북스, 2014), 17쪽.
25) 에드워드 쇼터, 『정신의학의 역사』, 532쪽.
26) 정경희 외, 「한국 소아청소년정신과 의사의 전문적 치료 현황」, ≪J Korean Acad Child

함한 정신과 초진 환자의 진료 시간은 7~12세 평균 35.7분(±10.4), 13~17세 평균 38.2분(±12.5), 18세 이상 평균 33.1분(±12.0)으로 나타났다.

필자가 근무했던 A 기관의 경우, 초빙된 정신과 전문의가 초진과 재진 환자를 합쳐 2시간 동안 10명 내외의 환자를 진료했다. 초진 환자 비율이 높아질수록 진료에 필요한 시간은 늘어난다. 이러한 충분한 진료 시간은 올바른 의사-환자 관계를 형성하기 위한 정신과 진료의 핵심이다. 그러나 변호사 접견, 출정(出廷), 운동, 종교 집회 등 여러 가지 수용자 측의 이유와 공범 분리, 대기 환자 지연, 내과적 문제에 치중한 진료 등 의료 제공자 측의 이유로 구금 시설에서는 많은 환자에 적용하는 데 한계가 있다. 이러한 한계를 극복하기 위해 환자를 선택하는 데 선택과 집중 전략이 필요하다. 이처럼 많은 시간 공들여야 하고 신뢰를 바탕으로 헌신적인 진료를 요하는 정신과 진료는 전임 의무관만으로는 한계가 있어 초빙 진료나 원격 화상 진료의 도움을 받고 있다.

교정본부는 대한신경정신의학회와 정신 질환 수용자 진료 지원 업무 협약을 체결해 정신과 전문의 부족 문제를 해결하고자 노력하고 있지만 환자의 진료가 포괄적이고 지속성을 가지고 이루어져야 하는 만큼 이러한 초빙 진료나 원격 화상 진료는 한계가 있음이 분명하다.

정신과 문제를 호소하는 환자가 실제로 내과적인 문제를 함께 가지고 있는 경우가 많기 때문에 전임 의무관의 정신과적 이해를 바탕으로 하는 포괄적 진료야말로 가장 큰 효과를 발휘할 수 있다. 그러기 위해서는 적절한 환자의 선택과 집중 전략이 필요하고 수용동 담당 직원-의료과 직원-의무관으로 이어지는 연결 시스템의 효율적 운영과 긴밀한 공조 체계가 필요하다.

Adolesc Psychiatry≫, Vol. 25 No. 1(2014), 11쪽.

5) 단식의 이유

황석영의 소설『오래된 정원』은 단식투쟁과 관련된 수용자의 심리묘사가 시간의 흐름에 따라 아주 세밀하고 탁월하게 묘사되어 있다. 독자는 어느덧 단식투쟁하는 소설 속 '나'에 감정이입이 되고 있음을 깨닫게 된다.

소설 속 '나'는 단식투쟁을 30번쯤 한 걸로 말하고 있다. 어떻게 보면 단식투쟁에 통달한 수용자라고 할 수 있다. 수많은 투쟁과 징벌로 결국 순화된 장기수의 겸손한 눈빛에는 그 모든 나날이 녹아 있다고 작가는 표현하고 있다.

하루나 이틀 정도까지는 감옥에서의 일상이 못 견딜 정도로 지루하고 길게 느껴진다. 문제는 사흘에서 나흘로 넘어가는 단계가 가장 힘들다는 것이다. 옛말에 사흘 굶고 남의 집 담을 뛰어넘지 않는 놈 없다더니 사흘째의 저녁때쯤이 되면 온갖 생각과 감각이 먹는 데로만 집중되어서 책을 들어도 잘 읽히지가 않는다.

특히 식사시간이 되어 먼데서부터 식통이 실린 손수레의 삐걱이는 바퀴소리가 들릴 때부터 청각과 후각은 예민해지기 시작한다. 아니 취장에서 증기로 찌는 구수한 밥냄새가 너무도 생생하게 전해온다. 된장국 냄새는 물론이고 그날 무슨 반찬이 나오는지도 냄새로 미루어 짐작할 수 있을 정도다. (중략) 닷새 그리고 일주일로 접어들면서 육체의 들끓는 요구사항들은 단순하게 걸러지고 가라앉기 시작한다. 배설물도 끊기고 나중에는 하얀 물이 조금 나오다가 만다. 이맘때에는 모든 음식물의 냄새가 역해진다. 날이 갈수록 잠이 적어진다. 밤에도 간간이 깨어나 몇 시간이 지났는지 모르게 우두커니 앉아 밤을 지새운다. 그리고 노년처럼 추억이 많아진다. 잠자리 위에 그냥 멀거니 앉아서 과거의 오솔길로 파고들어간다.[27]

---

27) 황석영,『오래된 정원』하권(창작과 비평, 2000), 74, 76쪽. 황석영은 국가보안법 위반으로 5년(1993~1998) 동안 수감 생활을 했다. 그래서인지 이 책이 소설이긴 하지만 수감 생활

의료진은 수용자를 정기적으로 면담하면서 단식의 이유가 무엇인지를 알아내고자 노력하고 단식의 중단을 설득하기 시작한다. 환자에 대한 자율성 존중 원칙과 의료인으로서 선행 원칙을 지키고자 노력한다. 수용자의 요구가 받아들여질 수 있는 사안인지 고민하고 보안 파트와 관련된 문제인 경우는 중재를 통해 환자로 하여금 단식투쟁을 중단할 수 있는 명분을 주는 등 출구 전략을 세우는 것이 필요하다. 다음 풍경은 이러한 단식의 마무리 단계에서 벌어지는 수용자와 직원 측의 밀고 당기는 심리전이 잘 묘사되고 있다.

아무것도 먹지 않은 지 보름이 되어 가면 이틀이 멀다 하고 의무실에서 혈압을 재러 온다. 물론 혈압은 전보다 훨씬 떨어져 있다. 물맛이 유별나게 좋아진다. 수염이 길게 자라고 피부도 꺼칠해 보이지만 눈 속은 맑고 빛나 보인다. 관구주임들이 번갈아 드나들며 사과를 놓고 가기도 하고 어떤 사람은 보온병에 된장국을 끓여서 냄새를 맡도록 하기도 한다.

나는 오후에 폐방시간이 가까울 무렵에 관구실로 찾아가 그들에게 고스란히 돌려준다. 그들은 강제급식을 하겠다고 으름장을 놓고 나는 그렇게 하면 고문행위로 고발하겠다며 맞선다.

십팔일 째나 이십일 째가 되면 분명히 완전한 관철은 아니지만 엇비슷한 타협안이 나온다. 그러나 여기까지가 마지막 고비다. 그들이 이쪽의 안을 완전히 받아들이도록 하려면 단식은 쓰러질 때까지 끝나지 않으리라는 태도를 보여주어야만 한다.[28]

단식과 관련되는 의료 문제는 첫째로 정치, 이념, 노동 운동 관련 수용자가 수용 처우와 관련해 그들의 요구를 관철할 목적으로 많이 시도된다. 다른 사

─────────────

을 표현한 장면 하나하나가 수기로 착각할 만큼 묘사가 생생하고 사실적이다.
28) 같은 책, 81쪽.

유는 음식 혐오증, 결벽증, 음식에 독이 있다는 망상을 가진 조현병 등 정신 질환에 의한 경우도 종종 있다. 비인간적이고 부당한 처우가 만연하던 과거에 단식투쟁은 저항할 수 있는 유일한 수단 중 하나였고 누구나 육체로 하는 투쟁의 반열에 올라설 개연성이 많았으나 요즘은 흔치 않은 일이 되고 있다.

6) 자해의 정신 역동

자해는 자살 의도성은 없으나 여러 가지 형태로 발생할 수 있어 의료진은 이에 대한 이해와 의료 처우 방법을 알아두는 것이 필요하다. 극도의 구금 스트레스로 인해 긴장 해소 차원에서 자해할 수 있다. 직원을 조정하고 의도하려는 목적을 달성하고자 시도하기도 한다.

불안, 긴장, 부적응으로 구금 초기에 발생하는 경우가 많고 폭력 관련 수용자에게서 흔하다고 하나 인권 의식 향상과 공정하고 합당한 수용 처우로 자해 환자도 줄어드는 듯하다. 날카로운 물건으로 손목을 긋는 행위, 머리를 벽에 부딪쳐 생긴 열상, 주먹으로 벽을 쳐 생긴 골절, 이물질 취식 행위 등은 적극적인 자해 행위이다. 이중 자상이나 이물 취식은 반복성을 띠는 경우가 많다.

반면에 소극적인 자해 행위도 있다. 치료제를 복용하지 않으면 건강상 치명적 문제가 발생할 수 있는 환자가 약 복용을 거부하는 경우로 장기이식이 늘고 있는 근래 들어 종종 접하는 경우이다. 신장이식을 하고 면역억제제를 복용하는 환자였다. 인근 지정 병원 진료 규정이 있음에도 원거리에 있는 평소 다니던 병원을 고집했는데, 그것이 허락되지 않자 약 복용을 거부하는 일이 있었다. 결국 신장 기능이 나빠지기 시작할 무렵 어쩔 수 없이 환자의 요구를 들어주어야 했다. 만성질환자가 구속 집행정지를 받기 위해 일부러 약 복용을 중단하는 경우도 있다. 의료진의 지속적인 설득, 정신과적 면담과 치료를 하는 한편, 잘못된 행동에 대해서는 일관성 있고 단호한 자세로 재발을 방지하는 노력이 필요하다.

> 일반수는 틈만 있으면 '왈왈구찌'[29])가 되려고 꿈틀거린다. 담당의 약점을 잡기도 하고 포악을 떨기도 하고 사사건건 트집을 잡아 간부들을 귀찮게 만든다.
> 징벌방에서 제대로 길들여지지 않고 나오는 자들은 한 육개월 쯤을 거듭 드나들면서 속을 썩인다. 그중에서 가장 잘 먹히는 짓이 자해인데 바늘에서부터 손톱깎이나 못이나 유리나 아무튼 무엇이든 삼켜버리기도 하고 깡통으로 만든 칼로 배를 긋기도 하고 심지어는 세상 꼴을 보기가 싫다고 바늘 실로 멀쩡한 두 눈을 꿰매어버리기도 한다. 어떤 녀석은 말대꾸하지 말랬다고 피를 철철 흘리면서 입을 꿰매기도 한다. 이러고 나면 대개의 담당들은 손을 들고 적당히 편하게 풀어준다. (중략) 밖에서는 먼지처럼 하찮고 아주 작은 일이 여기서는 목숨을 걸 일이 되어버린다. 일주일에 한번씩 나오는 돼지고기의 정량이 모자란다든지 소장의 사과를 받아야 한다든가 하는 일로 수십 일씩 굶어야 한다. 자기가 가진 것이라곤 몸뚱이밖에 없기 때문에 그 육신을 걸고 싸운다.[30])

질병의 불확실성이 불안을 증폭시키듯 비인간적 처우와 일관성 없고 공정하지 못한 수용 처우 역시 불안을 증폭시킨다. 수용자가 반항심과 무서운 독기로 육신을 걸고 싸울 때 경제적 비용은 말할 것도 없고 의료진은 물론 보안 직원까지 돈으로 환산할 수 없는 정신적 비용을 감당해야 한다. 인간적인 처우, 규칙을 잘 지키면 해를 입지 않고 국가가 나를 보호할 것이라는 믿음, 아플 때는 언제든지 진료받을 수 있을 것이라는 의료진에 대한 신뢰는 편안함과 안

---

29) 패거리 중 우두머리를 뜻하는 은어.
30) 같은 책, 72~73쪽.

심을 준다. 이러한 환경은 수용자가 거동이 불편한 장애인을 돕고, 규칙을 위반하려는 수용자를 위반하지 않도록 선도하는 등의 역할을 하는 협력자가 되도록 한다. 결국 인권을 바탕으로 한 공정한 의료 처우는 계호의 난이도와 업무 부담을 줄이는 결과로 이어진다.

7) 윤리적 딜레마의 순간

(1) 비밀 유지의 곤란

자살 등 교정 사고 예방, 수용자 안전과 질서 유지, 감염성 질병 예방, 외부 병원 이송 진료 등을 위해 환자의 질병 정보 공유를 필요로 하는 경우가 많다. 밀폐된 공간에서의 혼거 수용은 사생활 보장을 어렵게 한다.

> 아침 진찰시간에 정은 의사와 간병부가 있는 자리에서, 윤이 기침이 심하고 담을 많이 뱉고 또 아무데나 함부로 뱉는 것을 말하여 의사의 주의를 끌고 윤에게 망신을 주었다.[31]

이처럼 환자 비밀 유지라는 의료 기본 윤리가 어쩔 수 없이 지켜지지 못하는 상황이 발생한다. 어려운 처지에서는 차라리 자신의 질병을 알림으로써 간병부와 같은 다른 수용자의 도움을 받는 것이 사생활 보호를 받는 것보다 오히려 나을지도 모르는 일이다. 그러다 보니 환자에 대한 검사 결과나 개인 질병 정보와 관련한 비밀이 유지되지 못하는 것을 당위(當爲)로 받아들이게 된다.

---

31) 이광수, 『무명』(맑은소리, 1999), 82쪽. 『무명』은 1939년에 발표된 작품으로 작중 화자 '나'는 이광수로 짐작된다. 그는 1937년 수양동우회 사건으로 옥고를 치르고 병보석으로 출감한 바 있다.

(2) 강제 급식의 풍경

다음은 한 문학작품 속에 등장하는 강제 급식의 풍경이다.

단식을 계속하고 있다면 그들은 강제급식할 준비를 할 것이다. 의무실 근무의 담당이
간병을 앞세우고 다른 교도관 몇 사람과 함께 문을 열고 달려든다.

멀건 죽을 고무용기에 담아 호스를 입안에 처넣고 연신 용기를 주물러 죽이 목구멍
속으로 넘어가는 걸 확인한다. 위 투시경을 목구멍 너머로 넣을 때처럼 숨이 막히고
코로 죽이 넘치고 하는 고통은 그래도 낫다. 다른 것보다도 마치 강간을 당하는 것 같
은 굴욕감과 수치감 때문에 항의 단식 중이던 수형자는 눈물을 흘리며 운다.[32]

강제급식과 관련한 가장 중요한 지침은 1991년 11월 몰타에서 열린 제43
차 세계의사회의에서 채택된 '단식투쟁에 관한 선언(WMA Declaration of Ma-
lta on Hunger Strikers)'으로 구금 시설 의료인들에게 단식투쟁 수용자를 위한
의료 처우의 해법을 제시해주고 있다. 요약하면 의사는 치료에 앞서 환자의
동의를 반드시 구해야 하며 수용자를 포함하는 모든 개인은 의사의 치료를
거부할 권리가 있다는 것이다. 환자에 대한 자율성 존중과 의료인의 선행 의
무 사이에서 환자의 자율성을 존중하는 측면을 좀 더 강조하고 있다고 하겠
다. '몰타선언'으로 불리는 이 지침은 2006년 10월에 개정되었는데 강제급
식은 비윤리적인 것이며 의사는 이러한 행위에 참여해서는 안 된다는 점을
명확하게 규정했다. 이것은 의료윤리 중 악행금지에 관한 사항으로 건강에
위해가 될 수 있는 행위를 최소화하는 것뿐만 아니라 단식을 중단시키기 위
한 어떠한 강제적인 치료도 해서는 안 된다고 말한다. 비밀보장원칙 또한 언

---

32) 황석영, 『오래된 정원』 하권, 68쪽.

급되고 있는데 이는 절대적인 것은 아니지만 신뢰 구축을 위해 중요한 것이며 단식 투쟁자의 비밀이 존중되어질 때 의료진과의 신뢰가 쌓이고 이것은 어려운 상황을 극복하기 위한 중요한 실마리 혹은 해결책이 되기 때문이다.

이러한 윤리 지침을 바탕으로 현재 강제급식은 금지되고 있고 망상과 같은 정신병으로 단식이 길어지는 경우, 병원에 입원시켜 정신과 치료와 병행토록 하고 있다. 일선에서 수시로 발생할 수 있는 상황에 대해 이처럼 명확한 윤리적 행동 강령이 정해져 있는 것은 아니다. 따라서 의료인으로서 직업윤리와 공무원으로서 역할 수행 사이에서 고민하고 갈등해야 하는 상황이 있을 수 있고 그때마다 의료인 개개인의 신념에 의존할 수밖에 없다. 이런 의료인의 고민은 신준식의 연구에서 확인할 수 있는데 직무 수행 중 윤리적 딜레마를 겪는지에 대한 현직 의무관을 대상으로 한 질문에서 매우 많이 21.1%, 약간 많이 15.8%, 조금 겪는 편 56.1%라는 결과[33]는 이를 뒷받침하고 있다.

맥스웰 그렉 블록(Maxwell Gregg Bloche)은 "임상적 기술을 사회적 이익을 위해 사용하는 것 자체를 금지하여 순수한 히포크라테스적 가치를 수호해야 한다는 주장은 불합리하다. 의사집단뿐 아니라 우리 사회에 부여된 과제는, 공공의 목적을 위해 임상적 관계를 활용하는 것이 어디까지 수용가능하며 어디서부터는 부적절한 착취가 되는지에 관한 경계를 설정하는 것이다"[34]라고 말함으로써 히포크라테스적 신화의 얽매임에서 벗어나 그러한 고민의 답을 의사집단뿐 아니라 사회가 함께 해결해야 한다고 주장하고 있다. 그의 주장은 치료자로서의 역할과 공적 역할 사이에서 갈등하는 의료인에게 위안을 준다.

---

33) 신준식, 「구금시설 의무관 인식조사에 의거한 의사채용 활성화 방안 연구」, 《교정연구》, 제65호(2014), 256쪽.
34) 맥스웰 그렉 블록, 『히포크라테스는 모른다』, 박재영 옮김(청년의사, 2011), 498쪽.

8) 병보석을 향한 열망

하루는 의무과장이 와서 진찰을 하고 복막에서 고름을 빼어보고 나가더니 이삼일 지
나서 취침시간이 지난 뒤에 보석이 되어 나갔다. 그래도 집으로 나간단 말이 기뻐서
그는 벙글벙글 웃으면서 보퉁이를 들고 비틀비틀 걸어 나갔다.[35)

집행정지를 신청할 것인가, 말 것인가? 과연 가장 적절한 시점이란 언제인
가? 이에 대해 의료진은 전문성을 바탕으로 시의적절하게 가장 합리적이고 보
편타당한 판단을 내려야 한다. 급성으로 진행하는 질병, 구속 중에 악성종양
이 진단된 환자, 말기 암 환자, 중요한 약물을 고의적으로 복용을 중단해 건강
이 악화되는 환자, 고령 혹은 지병으로 수용 생활이 곤란한 환자를 진료하면
서 구속 집행정지를 신청해야 할 것인지와 적절한 시점을 판단하는 일은 의료
인으로서 결정하기 어려운 문제이다. 이러한 결정을 위해 환자의 건강 상태뿐
아니라 가족 관계, 경제적 여건, 당사자의 치료 의지 등 그들 각각의 개별적인
삶을 포괄적으로 이해할 수 있어야 한다.

이상의 인용문은 복막염 치료를 위해 출소하는 장면이다. 구금 시설을 벗어
나는 것 자체만으로도 웃음이 절로 흘러나오게 하고 그것은 등장인물의 병이
금방이라도 나을 것이라는 복선이 깔려 있는 듯하다.

---

35) 이광수, 『무명』, 77쪽.

제4장

구금 시설 의료인의 마음 읽기*

1. 인식 조사 배경

최근 한국 교정 행정은 인적자원, 물적 자원, 과학 교정 시스템 구축, 선진화된 교정 프로그램 개발 등에서 비약적인 발전을 거듭하고 있다. 교정 의료 분야에서는 혈액투석실, 정신 보건 센터 개관, 전자 차트, 전자 영상 장비 시스템 도입, 원격 화상 진료 시스템 구축, 의료 보조 인력 대거 충원 등을 그 예로 들 수 있다. 국가인권위원회의 끊임없는 문제 제기, 각계 학자들의 연구, 어려운 환경에서 이루어낸 교정 선배들의 눈물겨운 노고의 결과이다. 그럼에도 여전히 변화와 발전이 더딘 부분이 있다. 그것은 교정 의료의 핵심 축을 담당하는 의사 인력 부분이다.

그러나 일각에서는 다음의 사실을 기반으로 반론을 제기할지 모르겠다. 이영근에 따르면 1989년 감사원 자료에 교정 시설 근무 의사 54명 가운데 단 1명을 제외한 53명이 개인 의원을 겸업하고 있고 매일 근무 원칙을 어기고 일

---

* 제4장은 필자의 논문 「구금시설 의무관 인식조사에 의거한 의사채용 활성화 방안 연구」를 발췌, 요약한 것이다.

주일에 1~3일만 근무하고 있다고 했고, 1996년 62명의 의사 중 73%인 44명의 의사가 개인 병원을 운영하는 비전임 근무 의사로 응급 환자 발생 시 진료 업무에 막대한 지장을 초래하고 있다고 지적했다.[1] 이것과 비교하면 현재 89명의 상근 의사 근무 상황은 놀라운 변화임을 부인할 수 없다.

교정본부에 따르면 현재 의무관 결원율은 2008년 11%에서 2013년 8%로, 이직률은 2008년 13%에서 2013년 11%로 꾸준히 향상되고 있다. 그럼에도 의무관 결원 시 신규 채용에는 여전히 어려움을 겪는 실정이다. 일단 결원이 생기면 1년 혹은 2년 이상 채용이 안 되는 경우가 예사로 발생하고 있다. 풍부한 경험과 식견을 갖춘 전문 의사 인력을 확보하는 일은 교정 의료가 한 단계 도약할 수 있는 필수 조건이다. 원활한 신규 채용은 다음과 같은 연쇄효과도 기대할 수 있다.

첫째, 전문성을 발휘할 수 있는 역량 있는 의무관 채용으로 의료의 질을 높일 수 있다.

둘째, 정기적인 의무관 직무 교육이 가능해진다. 결원이 지속되는 기관에서는 해당 의무관에게 쏠리는 과중한 업무로 인해 평일 실시되는 교육에 참가할 여건이 안 된다.

셋째, 신입 오리엔테이션 내실화가 가능해진다. 산발적으로 이루어지는 소수자 채용은 신입 오리엔테이션이 불가능한 이유이다. 신규 채용이 동시에 이루어진다면 더 좋은 프로그램과 강사진으로 교육이 임용 직후에 가능해진다. 신입 오리엔테이션은 초기에 조직 문화에 적응하지 못하고 이직하는 상황을 막을 수 있는 매우 중요한 과정이다.

넷째, 의료 행정직 진출도 기대해볼 만하다. 결원율 8%의 현실에서는 당장

---

1) 이영근, 「한국 교정시설 내 처우의 개선방안」, ≪교정연구≫, 창간호(1991), 160쪽; 이영근, 「수형자 처우의 이론과 실제」, ≪교정연구≫, 제7호(1997), 380쪽.

현장에서 진료를 해야 하는 의무관이 부족한 실정이다. 이러한 이유로 의료 행정을 해야 하는 본부 의료과장 보직은 시기상조라고 생각하는 것이 현재 교정본부의 생각인 것 같다.

다섯째, 공중 보건 의사의 감소 추세에 대처할 수 있다. 보건복지부는 2012년에는 총 4054명의 공중 보건 의사가 배치되지만, 2020년까지 912여 명이 추가 감소하게 되어 공중 보건 의사 배치 상황이 더욱 악화될 것으로 전망하면서 이제까지 공중 보건 의사에 의존하던 의료 기관들이 의사 확보에 미리 대비해야 한다고 밝혔다.[2] 따라서 점차 이들 역할이 지속 가능한 의사 인력으로 대체되어야 한다.

여섯째, 현직 의무관 중심의 가칭 교정의료연구회가 발족할 수 있는 동력을 얻을 수 있다. 이를 통해 의무관이 학회의 주인이 되고, 개원의와 봉직(奉職) 의사가 손님으로 초대되어 교정 의료를 설명하고 홍보할 수 있는 장이 자연스럽게 마련될 수 있다.

이러한 기대 효과를 거두고 현재의 의무관 채용 어려움을 극복하기 위해 이제는 과거와 다른 새로운 관점에서 질문과 접근을 시도하는 것이 필요하다.

지금까지 의무관을 대상으로 한 설문 조사는 총 2차례에 걸쳐 대규모의 구금 시설 수용자 건강권 실태를 조사하는 차원에서 이루어졌다. 당시 조사에서는 각각 12개 기관 35명, 18개 기관 31명 의무관을 대상으로 한 설문 조사가 진행되었다.[3] 2건의 조사에서는 의무과 시설 및 진료 환경, 의료 현황, 의료 정책에 관한 것이 주요 내용이었고 의무관의 생각과 고민이 깊이 있게 다루어

---

2) 복지부 건강정책과, "2012년, 공중보건의사 491명 감소", 2012년 3월 26일 자 보도자료.
3) 국가인권위원회, 「구금시설의 의료실태조사 및 의료권보장을 위한 연구, 인권상황 실태조사 보고서」(2002); 국가인권위원회, 「구금시설 수용자 건강권 실태조사, 인권상황 실태조사 보고서」(2010).

지지 않았던 것 같다. 또한 이를 제외하고는 의무관 관련 자료를 제대로 찾기 힘들었다는 점도 이번 조사를 하게 된 이유이다.

이 연구는 일선에서 일하는 현직 의무관이 어떻게 생각하고 무엇을 원하는지에 대한 진지한 물음이다. 이것은 문제를 진단하는 첫걸음이자 신규 채용이 안 되는 원인을 그 안에서 찾을 수 있을 것으로 확신했기 때문이다.

2. 인식 조사 방법

설문지 초안 설계는 여러 측면에서 도움을 받을 수 있었다. 2014년 8월 8일 본부 의료과에서 의무관의 장단점에 대해 개방형 설문을 진행한 바 있다. 그것은 이번 연구의 계기가 되었고, 당시의 답변 결과는 설문지 초안을 작성하는 데 중요한 기초 자료가 되었다. 당시 조사에서 고용 안정, 시간적 여유, 낮은 업무 부담, 공무원 연금, 책임 공유 등 5가지를 장점 요소로, 낮은 급여, 특수한 조직 문화, 열악한 근무 환경, 동기 유발 요인 없음, 전문성, 자율성에 대한 간섭이 단점 요소로 지적되었다. 또 지난 4년간 의무관으로 현장에서 일하면서 느껴왔던 직접 경험도 필요한 정보 습득에 큰 도움이 되었다. 의무관 세미나에서 만난 각 지역 기관 의무관, 직장 동료 의사와의 깊은 대화는 생생한 하나하나의 설문 문항이 되었다. 참고문헌에 실은 교정 의료와 관련된 외국 서적들(이 책의 251쪽)은 타국 교정 시설 의사도 한국 의사와 똑같은 고민과 시행착오를 겪었다는 점에서 각각의 설문 문항이 필자의 사견이 아닌 일반적인 의무관의 생각이라고 확신했다.

설문 응답에는 총 35개 기관, 57명의 의무관이 참여했다. 언뜻 보기에 연구 대상이 모집단의 64%인 것으로 보이나, 교정 기관에 근무하는 60명의 공중 보건 의사까지 포함한 경우 38% 수준까지 참여율이 떨어진다. 현재 전국 51개 기관에 89명의 전임 의무관과 60명의 공중 보건 의사가 근무하고 있다. 공중 보건 의사 집단 역시 수용자 진료에 중요한 역할을 담당하고 있어 이번 조사에 포함했다.

조사 진행은 2014년 9월 22일 제1기 의료 관리자 교육을 통해 23명의 대상자에게 설문 조사지 배포를 시작으로, 이외의 의무관에게는 법무샘 메일 및 개별 접촉을 통해 배포했다. 배포 시작일에서 답변을 회수하는 데까지 걸린 기간은 총 22일이었다. 연수원 교육 시 대면 접촉 23건, 법무샘 메일 24건, 개별 접촉 6건, 우편 3건, 전화 인터뷰 1건을 통해 회수했다. 법무샘 메일을 통한 응답 회수율은 약 30% 정도였다. 다수의 공중 보건 의사가 법무샘 메일을 확인하지 않고 있고 전화 연결이 쉽지 않아 이들 집단의 응답자 수가 13건에 그친 점은 아쉬움으로 남는다.

3. 인식 조사 결과

1) 진료 측면에서의 인식

진료 중 공감하려고 노력하는 편인지에 대한 질문에 매우 그렇다 31.6%, 약간 그렇다 35.1%, 보통이다 20.8%로 비교적 긍정적인 응답을 했다(5점 척도 3.91점). 이러한 공감하려는 노력은 직무 만족도와 상관관계가 높은 것으로 나타났다[피어슨 상관관계(Pearson Correlation)[4]: 0.441]. 전공과목이 직무 수행

---

4) 0에 가까워질수록 상관관계가 전혀 없음을 나타내고 1에 가까워질수록 상관관계가 높아짐을 의미한다.

에 도움이 되는지에 대한 질문에 그렇다 56.1%, 별 도움이 되지 않는다 36.8% 였다. 하루 평균 직접 대면 진료하는 환자 수는 20명 미만 26.3%, 30명 미만 26.3%, 40명 미만 26.3%, 40명 이상 21.1%의 고른 분포를 보였다. 비보직 의무관의 경우 40명 이상 진료하는 경우가 32%로 의료과장이나 공중 보건 의 사 집단에 비해 많았다. 의무관의 업무는 이러한 직접 대면 진료 외에도 재판 부의 사실 조회, 변호인의 병상 조회에 대한 답변 처리, 고혈압, 당뇨, 정신 질 환자 정기 처방, 매일 발생하는 증상에 대한 투약 신청 처리, 야간 재택근무 시 전화 응대 업무 등을 하고 있다. 필자가 근무한 기관의 경우 매일 아픈 사항에 대해 진료 혹은 투약을 요청하는 건수가 전체 수용 인원의 10~15% 수준으로 꾸준히 발생하고 있고 이 중 20~30% 수준에서 실제 진료가 이루어진다. 캐 서린 녹스와 스티븐 셸턴(Catherine M. Knox & Steven Shelton)의 연구에 따르면 미국의 경우 매일 10~30% 수준의 sick call이 발생하고 이 중 40%는 의료적 으로 불필요한 요청이라고 말하고 있다.[5]

범죄 기록을 조회하는 편인가에 대한 질문에는 응답자의 47.4%가 조회하 는 편이다, 52.6%는 조회하지 않으려고 노력한다고 답변했다. 진료 시에 언 쟁이나 모욕 등 불쾌한 경험 횟수를 묻는 질문에 평균 주 1회 미만 49.1%, 평 균 월 1회 미만 22.8%, 평균 주 3회 이상 17.5%, 거의 없다 10.5% 순이었다.

최근 1년 이내 진료 중 신체의 위협을 느낀 적이 있는지에 대한 질문에서 있다 24.6%, 없다 75.4%로 응답했다. 수용자의 교화 가능성 여부에 대한 질 문에는 약간 그렇다 26.3%, 보통이다 28.1%, 그렇지 않다 36.8%, 전혀 그렇 지 않다 8.8%로 부정적인 인식이 강했다(5점 척도 2.35점). 특히 의료과장 직 군은 비보직 의무관, 공중 보건 의사 직군에 비해 교화 가능성을 더욱 낮게

---

5) Michael Puisis, *Clinical practice in Correctional medicine*, pp, 50, 55에서 재인용.

<표 4-1> 개원의, 봉직 의사와 진료 환경 비교

구분		빈도	%
자율성, 전문성 침해 정도	매우 심하다	11	19.3
	약간 심하다	18	31.5
	비슷하다	14	24.6
	심하지 않다	14	24.6
	Total	57	100.0
소신 신료 여건	매우 그렇다	2	3.5
	약간 그렇다	12	21
	비슷하다	15	26.3
	그렇지 않다	25	43.9
	전혀 그렇지 않다	3	5.3
	Total	57	100.0
진료 스트레스	매우 그렇다	12	21.1
	약간 그렇다	21	36.8
	비슷하다	15	26.3
	오히려 편하다	7	12.3
	훨씬 수월하다	2	3.5
	Total	57	100.0

인식했다(5점 척도 1.84점).

개원의, 봉직 의사와 비교한 자율성, 전문성 침해 정도를 묻는 문항에서 매우 심하다에서 심하지 않다에 이르기까지 고른 분포를 보였다(5점 척도 3.21). 개원의, 봉직 의사와 비교해 소신껏 진료할 수 있는 편인지에 대한 질문에서는 그렇지 않다 43.9%, 비슷하다 26.3%로 대체적으로 부정적인 응답이 많았고(5점 척도 2.30), 공중 보건 의사 직군에서 더 부정적인 인식이 강했다(5점 척도 1.62점).

개원의, 봉직 의사와 비교해 스트레스를 더 받는 편인지에 대한 질문에는 매우 그렇다 21.1%, 약간 그렇다 36.8%, 비슷하다 26.3%로 전반적으로 스트레스를 더 많이 받는 것으로 나타났다(5점 척도 3.47점).

직무 수행 중 윤리적 딜레마 경험 정도에 대한 질문에 대해서 매우 많다 21.1%, 약간 많은 편이다 15.8%, 조금 있는 편이다 56.1%로 비교적 윤리적 딜레마를 많이 겪는 편으로 나타났다(5점 척도 3.44점).

업무량에 대해 일반 봉직 의사와 비교한 평가에 대해서 많다 8.8%, 비슷하다 40.4%, 적은 편이다 50.9%로 응답했다. 특히 비보직 의무관의 경우는 12%가 업무량이 많다고 답했다. 이러한 결과는 이들 집단이 타 집단에 비해 실제 현장에서 진료를 비롯한 잡다한 업무 처리를 많이 하는 것과 연관이 있어 보인다.

2) 진료 환경에 대한 인식

진료실 환경 및 설비 수준에 대한 질문에 대해서 적정하다 49.1% , 열악하다 50.9%라고 했다. 부적합 사유에 대해서는 진료실 공간 협소, 진찰대, 혈액 검사기 등의 부재를 지적했다.

의료 보조 인력에 대해서는 적정하다 47.4%, 부족하다 52.6%라고 응답했는데 부족 인력으로는 간호사 15.8%, 방사선사 12.3%, 의무관 5.3% 순이었다. 직장의 전반적인 근무 환경에 대해서는 약간 만족 29.8%, 보통 40.4%, 다소 만족하지 않는다 22.8%로 비교적 만족도가 낮은 편이었다(5점 척도 2.70점). 이러한 근무 환경에 대한 인식은 직무 만족도에 가장 큰 영향을 미치는 것으로 조사되었다(피어슨 상관관계 0.593).

3) 복리후생, 교육에 대한 인식

연가의 자유로운 사용 여부에 대해서 그렇다 70.2%, 그렇지 못하다 29.8%로 응답했다. 1년에 평균 사용 연가 일수는 5~9일이 가장 많았다. 의무관실 혹은 개인 휴게 공간 유무에 대해서 있다 75.4%, 없다 24.6%로 응답했다.

〈표 4-2〉 정기적인 교육에 포함되어야 할 내용

구분	내용
1	교도소의 역사
2	교도소에서의 진료 방향/ 일차 의료 관련 내용
3	행정 관련 기초 교육/ 불관용의 원칙
4	교정 시설 의사의 직업관 확립
5	교정 시설의 특수성 교육/ 보안에 대한 이해
6	교정 직역의 특성에 대한 이해/ 업무 이해
7	법률적 문제/ 교정 의료 관련 법률/ 행형 법률/ 시행 규칙
8	휴역(休役) 등 의료 행정 가이드라인
9	변해가는 교정 환경 이해
10	외진과 형 집행정지 결정 등
11	선배 의무관과의 대화/ 경험 전수
12	의무관에 의한 직무 교육 강의
13	수용자 의료 관리/ 계호 업무 지침
14	수용자 진료의 특성 및 상황별 대처 요령
15	특이 수용자 처우 기법
16	환자와의 의사소통법
17	환자 의료 처우에 대한 이해
18	고혈압, 당뇨 등 일차 의료 최신 지견 및 진료 가이드라인
19	특수한 조직 문화의 이해/ 차이 극복
20	리더십/ 정복 직원과의 관계
21	직원과의 갈등 관리
22	조직 적응 방법/ 조직 관리/ 조직 문화의 이해
23	타 기관 의무관과의 교류와 소통
24	갈등 관리/ 스트레스 해소 프로그램
25	교정 사고 유형별 예시 및 대처 방법
26	의료 소송/ 판례
27	의료 윤리/ 인문학/ 교양 강좌
28	논문 작성 요령
29	레크리에이션

최근 3년 연평균 연수 강좌, 학회 참여 횟수를 묻는 질문에 없음 8.8%, 연 3회 미만 73.7%, 연 5회 미만 12.3%, 연 5회 이상 5.3%로 응답했다.

정기적인 의무관 직무 교육 필요성에 대한 질문에서 매우 필요하다 52.6%, 약간 필요하다 22.8%로 응답했다. 현재 직무 교육 전반에 대한 만족도는 보통이다 33.3%, 다소 만족하지 않는다 29.8%, 전혀 만족하지 않는다 29.8%로 아주 낮은 만족도를 보였다(5점 척도 1.88점). 이러한 직무 교육에 대한 낮은 만족도는 현재 의무관 결원이 있는 기관이 많고 채용도 일괄 채용이 아닌 산발적으로 이루어지고 있어 정기적인 교육과 신입 오리엔테이션이 체계적인 계획하에 이루어지지 못하고 있는 결과로 보인다. 정기적인 의무관 직무 교육에 필요한 사항과 신규 직원 오리엔테이션에 포함되어야 할 교육 내용의 서술형 답변은 많은 부분이 중복되어 <표 4-2>로 요약했다.

4) 직무 만족도에 대한 인식

의무관의 직무 만족도를 묻는 문항에 만족한다 31.6%, 보통이다 49.1%, 만족하지 않는다 19.3%로 전반적으로 보통 이하의 만족도를 보였다(5점 척도 2.98점). 의료과장의 직무 만족도가 비보직 의무관, 공중 보건 의사 집단에 비해 다소 높으나 통계적으로 유의미한 차이는 없었다. 전반적으로 볼 때 '근무 환경에 대한 만족도'가 직무 만족도에 가장 큰 영향을 미치고 그다음은 '직무에 대한 의미와 가치 인식'와 '수용자에 대한 공감 노력 정도'가 직무 만족도에 긍정적인 효과를 미쳤다.

동료 선후배에게 의무관직을 권유한 적이 있느냐는 질문에 대해 있다 38.6%, 없다 61.4%로 나왔다. 향후 의무관직에 대한 권유 의향을 묻는 질문에 권유할 의향이 있다 22.8%, 고려해보겠다 61.4%의 응답 결과가 나왔다. 의무관직을 추천하고 싶지 않은 이유에 대해서는 낮은 급여, 보안 위주의 조직 문화가 1순위 선택에서 다수를 차지했고, 2순위로 낮은 사회적 평판, 3순위로는 동기 유발 요인 없음, 소수 직렬로 인한 소외감을 선택했다. 근무 지속 의사를 묻는 질문에 계속 근무하고 싶다 54.4%, 기회만 된다면 이직 예정 45.6%의 응답 결과가 나왔다.

5) 갈등 요인에 대한 인식

직장에서 느끼는 전반적인 자신의 감정 상태에 대한 물음에 좋은 편이다 26.3%, 보통이다 49.1%, 좋지 않은 편이다 14%로 응답했다(5점 척도 2.80점).

현재 직장에서 주로 느끼는 감정 중 긍정적인 감정 5가지와 부정적인 감정 5가지 중 2가지를 선택하라는 설문에 대한 답변으로 1순위 선택에서는 보람감 29.8%, 무력감 17.5%로 많았고 2순위 선택에서는 소외감 19.3%, 권태감 15.8%, 무력감 12.3% 등을 선택했다.

소수 직렬로 인한 소외감을 느낀 적이 있는지에 대한 질문에서 매우 자주 있다 15.8%, 자주 있다 28.1%, 간혹 느낀다 45.6%로 비교적 그렇다는 응답이 많았다(5점 척도 3.43점). 특히 의료과장의 소외감 인식이 5점 척도 3.79로 다른 비보직 의무관(3.25), 공중 보건 의사 집단(3.23)에 비해 높게 나타났다.

스트레스 유발 요인으로는 1순위에서 수용자 26.3%, 보안 위주의 시스템과 문화 22.8%를 주로 선택했다. 의료과장과 비보직 의무관, 공중 보건 의사 모두 수용자로 인해 스트레스를 많이 느끼고 있음을 확인했다. 또한 의료과장과 비보직 의무관은 보안 위주의 문화와 시스템, 공중 보건 의사는 전문성과 자율성 간섭이 주요 스트레스 요인으로 확인되었다. 비보직 의무관은 직원과의 갈등 및 윤리적인 딜레마로 인해 스트레스를 많이 받는 것으로 나타났다(<표 4-3>). 이러한 결과는 전술했던 바와 같이 실제 현장에서 진료 및 일반 업무 처리를 가장 많이 하는 것과도 유관해 보인다. 스트레스 발생 시 고민 상

〈표 4-3〉 직장 내 주요 스트레스 유발 요인(1순위)

구분	전체	직위		
		의료과장	비보직 의무관	공중 보건 의사
사례수	57명	19명	25명	13명
수용자	26.3%	31.6%	20.0%	30.8%
	15명	6명	5명	4명
보안 위주의 문화와 시스템	22.8%	31.6%	20.0%	15.4%
	13명	6명	5명	2명
전문성 및 자율성 간섭	17.5%	15.8%	16.0%	23.1%
	10명	3명	4명	3명
상사	12.3%	5.3%	16.0%	15.4%
	7명	1명	4명	2명
직원	10.5%	10.5%	12.0%	7.7%
	6명	2명	3명	1명
윤리적 딜레마	9%	5%	12%	8%
	5명	1명	3명	1명
동료 의사	1.8%	0.0%	4.0%	0.0%
	1명	0명	1명	0명

직장 내 주요 스트레스 유발 요인(1~3순위 총합)

구분	전체	직위		
		의료과장	비보직 의무관	공중 보건 의사
사례수	57명	19명	25명	13명
보안 위주의 문화와 시스템	59.6%	68.4%	60.0%	46.2%
	34명	13명	15명	6명
수용자	54.4%	68.4%	40.0%	61.5%
	31명	13명	10명	8명
직원	47.4%	42.1%	52.0%	46.2%
	27명	8명	13명	6명
윤리적 딜레마	40.4%	31.6%	48.0%	38.5%
	23명	6명	12명	5명
전문성 및 자율성 간섭	33.3%	31.6%	32.0%	38.5%
	19명	6명	8명	5명
근무 환경	26.3%	10.5%	32.0%	38.5%
	15명	2명	8명	5명

상사	21.1%	15.8%	28.0%	15.4%
	12명	3명	7명	2명
동료 의사	15.8%	31.6%	8.0%	7.7%
	9명	6명	2명	1명
무응답	1.8%	0.0%	0.0%	7.7%
	1명	0명	0명	1명

담은 가족 24.6%, 직장 내 동료 의사 22.8%, 직장 외 동료 의사 19.3%, 일반
인 친구 15.8%, 일반 직원 14% 순이었다.

6) 동기 유발에 대한 인식

동기 유발과 관련해 각 사항에 대한 동의 여부를 물었다. 정, 사복 일원화에
대해 동의한다 42.1%, 동의하지 않는다 56.1%로 응답했다. 타 지역 순환 보
직에 대해서는 동의하지 않는다 84.2%로 대답했다. 교정본부 의료과장이 의
사가 되어야 한다는 생각에 동의한다 96.5%로 나타났다. 현재 성과급 제도가
공정한지에 대한 물음에는 공정하지 않다 71.9%로 응답했다. 공정한 고과를
위해 반영해야 할 사항으로는 업무량 54.4%, 근무 태도 22.8%를 1순위로 꼽
았다.

의무관 중심의 가칭 교정의료연구회 설립 필요성에 대한 인식에서 매우 필
요하다 43.9%, 약간 필요하다 31.6%로 75.5%가 필요하다고 인식했다. 의무
관의 동기 유발을 위한 서술형 질문에 대한 답변은 <표 4-4>와 같다.

〈표 4-4〉 동기 유발을 위한 건의 사항

구분	내용
1	각 기관 의무관과의 교류: 워크숍, 세미나 등
2	교정 시설 의료 현장을 잘 아는 의사, 간호사, 정복 직원 교정본부에 배치
3	급여 인상/ 급여 격차 해소
4	고소, 고발 등에 대한 조직적·합리적인 대응 창구 마련
5	보안 위주 시스템 변화
6	보안을 위한 진료가 아닌 정상적인 진료 요망
7	본부의 권위주의적 인식 탈피
8	승진/ 성과급 인상 및 공정성 확보
9	매년 우수 논문 발표자 인센티브 제공
10	의료 관리자 세미나 과정 활성화
11	의료 기구 구입은 소별로 구입 희망
12	의무 직렬 수당 가산금을 의무관에게도 지급
13	의무관 정, 사복 일원화
14	의무관의 전문성 인정
15	자율적 진료
16	재택근무 시 근무 수당 지급
17	정복 직원과 차별 없애기
18	정책 개발 시 의료를 아는 사람/ 의료 자문단의 자문 필수
19	직급에 합당한 대우로 사기 진작
20	현실적·효과적인 의료 시스템
21	교정 병원 적극 추진
22	치료를 위한 형 집행정지 시행
23	스트레스 해소 등 정신 건강관리 프로그램 마련
24	직원 교육 강화
25	직원의 의료에 대한 경시 태도 개선 필요
26	급여를 공안직 보수 지급으로 전환
27	수용자들의 질서 확립

7) 의미와 가치에 대한 인식

현재 자신이 의미와 가치가 있는 일을 하는가에 대한 질문에 매우 그렇다 22.8%, 약간 그렇다 33.3%로 응답자의 56.1%가 의미 있는 일을 하고 있다고 느끼고 있었다. 교정 의료의 가장 큰 의미와 가치는 무엇인가에 대한 순위형 질문에 대한 답변 결과는 '질병의 조기 발견 및 조기 치료를 위해 시의적절한 외부 병원 후송 조치', '의료 전문가로서 사회적 책무와 공익 달성에 기여', '지역사회와 연계한 공공 보건 의료의 역할', '교정 의료의 안정적 수행으로 수용 질서 확립에 기여', '수용자 재활 및 성공적인 사회 복귀에 일조할 수 있다'의 순서로 직무에서의 의미와 가치를 느끼고 있었다. 상관관계 분석에서도 자신의 일에 대한 의미와 가치를 긍정적으로 인식한 응답자일수록 직무 만족도가 높은 편이었고 긍정적인 감정도 더 많이 가지는 것으로 나타났다.

8) 개선 사항에 대한 인식

교정 의료 발전에 가장 큰 저해 요인은 무엇이라고 생각하는가에 대한 질문에 낮은 급여 26.4%, 보안 위주 시스템 17.5%, 열악한 근무 환경 17.5%을 주요 요인으로 지적했다. 신규 채용 시 진입 장벽에 대한 순위형 질문에 낮은 급여 52.6%, 수용자에 대한 막연한 두려움 28.1%, 낮은 사회적 평판 15.8%을 1순위로 지적했다.

4. 인식 조사 결과를 통한 고찰

의무관 근무 만족도 향상은 채용을 원활하게 하는 전제 조건이다. 의무관 채용은 결국 개원, 민간 병·의원, 국공립 병원, 보건소, 기타 행정직, 연구직 분야 등 의사 인력을 필요로 하는 민간 세상(free world)과 채용 시장에서 공정한 경쟁을 통해 더 매력적으로 보여야 끌어올 수 있다.[6] 좋은 직장을 선택하는 기준으로 연봉, 근무 환경, 조직 문화, 복리 후생 등의 측면에서 고려할 때, 공무원으로서의 장점과 복리 후생이 다른 나머지 단점들(연봉, 근무 환경, 조직 문화)을 극복할 만큼 뛰어나야 하지만 현재는 그러지 못한 것을 이번 연구를 통해 확인했다. 같은 공무원으로서 급여 및 승진 체계가 비슷한 보건소와 국공립 병원을 비교하면 보건소의 경우, 직무 만족도는 52.2%에서 만족 혹은 매우 만족한다고 응답했다.[7] 국공립 병원 의사의 경우 직무 만족도는 41.39%에서 매우 만족 또는 만족했고 80.18%가 근무 지속 의사를 보였다.[8] 이러한 결과와 비교해서 의무관의 31.6% 수준의 만족도와 54.4%의 근무 지속 의사는 과히 초라한 수치라고 할 수 있다. 채용 전략으로 의사를 대상으로 하는 표적 시장 홍보가 효과적인 방법 중 하나이지만 이번 조사에서 보여주는 직무 만족도와 근무 여건하에서 교정 의료를 홍보하는 일이 아직은 시기상조란 생각이 든다.

그 대안으로 채용 대상의 인력 풀(pool)을 확대할 필요가 있다. 먼저, 은퇴자

---

6) B. Jaye Anno, *Correctional health care: Guideline for the management of an adequate delivery system*, p. 137.

7) 임선미 외, 「보건소 근무의사에 관한 조사연구」, ≪대한의사협회지≫, Vol. 55, No. 2(2012), 181쪽.

8) 오무경 외, 「국공립병원 의사의 근무지속의사 관련 요인」, ≪보건행정학회지≫, Vol. 22, No. 3(2012), 370쪽.

를 대상으로 시간 선택제 공무원을 활성화하는 것이 현실적이다. 이 연령층에서는 가장 큰 진입 장벽인 급여의 격차 문제가 해소될 수 있기 때문이다. 1948년생 의사가 현재 모 기관에서 열정적으로 근무하는 모습은 후배 의사에게 좋은 귀감과 선례가 되고 있다. 2013년 기준 의사협회에 신고한 60~69세 사이의 의사 수는 7560명, 70~79세 사이는 2993명으로 이 두 연령층 숫자만 거의 1만 명에 이른다. 또한 2013년 여의사는 2만 3094명(전체 의사의 23.2%)으로 꾸준히 증가하고 있고 의학전문대학원에 입학하는 여성 비율이 50%를 넘어서고 있다.9) 그런 만큼 시간 선택제를 선호하는 여의사를 활용하는 방안을 고려해야 한다. 여의사가 근무를 꺼리지 않을 정도의 근무 환경 개선과 조직 문화 변화가 전제되어야 할 것이다. 의사협회의 협조를 얻어 이 두 집단을 대상으로 홍보 메일 및 책자 발송을 고려할 수 있다. 동료 선후배에게 의무관 직을 권유한 적은 없으나 향후 고려하겠다고 응답한 61.4%의 그룹을 자발적 홍보대사로 이끌어내는 일 또한 중요하다. 현직 의무관 89명, 공중 보건 의사 60명이 개별적으로 하는 자발적인 홍보야말로 가장 강력한 홍보 전략이 될 수 있다.

다음은 현재의 특수한 조직 문화가 공감과 신뢰를 기반에 두는 개방적 공동체 문화로 변하는 것이다. 현대경제연구원은 한국의 경우 사회 구성원이 힘을 합쳐 공동 목표를 효율적으로 추구할 수 있게 하는 사회자본지수가 OECD 32개 국가 중 29위에 지나지 않다고 발표했다.10) 장용석 외에 따르면 폐쇄적 연줄망을 활용하는 사람들은 갈등 지향적인 반면, 개방적 연결망을 활용하는 사람들은 사회 통합 지향적이라고 했다. 다원화된 사회의 사회 통합 및 갈등 해소를 위해서는 일반적 타자에 대한 신뢰와 느슨하게 연결된 개방적 연결망

---

9) 오갑근, 「2013년 전국 회원실태 보고」, ≪의료정책포럼≫, Vol. 12(2014), 81~83쪽.
10) 현대경제연구원, 「한국 사회자본, 나를 넘어 공동체로」(2014), 1쪽.

에 기반을 두어야 한다[11]고 주장하고 있다.

교정본부는 '개인의 다양성이 보장되는 품격 있는 일류 교정'을 새로운 비전으로 내세운 바 있다.[12] 그러한 품격은 공감, 신뢰를 기반에 두고 직원과 수용자 간, 직원 간 양 측면에서 이루어져야 한다. 먼저 직원과 수용자 간 관계에서의 변화이다. 이것은 수용자에 대한 공감에서 시작되어야 한다. 물론 이번 연구에서 보여주듯이 수용자 부분이 의무관에게 주요 스트레스 요인이 되지만 이는 어쩔 수 없는 직업적 사명으로 받아들여야 한다. 수용자에 대한 공감 정도와 교화 가능성에 대한 두 가지 인식 요인은 직무 만족도와 상관관계가 높음을 이번 연구를 통해 확인했다. 다행히 현재 교정 정책이 따뜻함과 희망이라는 가치를 비전으로 내세우고 있다는 점이다. 응답자 중 의무관의 66.7%가 진료 중 수용자에 대해 공감하려고 노력하고 있다는 응답 결과는 상당히 고무적인 일이다. 수용자에 대한 공감 능력 향상, 인권 감수성을 키우는 꾸준한 연습과 교육은 조직 문화에 온기를 불어넣을 것으로 기대한다.

다음은 직원 간의 관계 변화이다. 이번 연구에서 다수의 의무관이 보안 위주의 조직 문화에 소외감을 느끼는 것으로 나타났다. 하지만 정, 사복 일원화에 대해서는 응답자의 56.1%가 동의하지 않는다고 한 것은 의미하는 바가 크다. 많은 의무관이 직장에서 괴리감을 느끼고 있지만 의사로서 정체성을 유지하고 싶은 마음이 읽혀진다. 이질감의 극복은 직원 상호 간 신뢰와 포용에서 시작되어야 한다. 정현천은 "포용은 자기와 같거나 비슷해서 받아들이는 것이 아니고, 다른 것을 억지로 같게 만들어서 받아들이는 것도 아니다. 다른 상태 그대로 받아들이는 것이다. 끊임없이 변화하는 환경 속에서 지속적으로

---

11) 장용석 외, 「한국의 사회적 자본과 갈등」, ≪한국조사연구학회 조사연구≫, 제10권 제2호 (2009), 45쪽.
12) 법무부 교정본부, 『교정의 새로운 비전, 품격 있는 일류교정』.

살아남기 위해서는 이러한 다양성과 변화 가능성을 확보하고 실천하는 포용이야말로 생존과 번영을 꾀하는 능력"[13]이라고 강조하고 있다.

교정직에는 보안 직렬 이외에 상담, 의무, 간호, 교회, 분류, 방송, 운전, 설비, 전산 등 다양한 전문직 소수 직렬이 공존하고 있다. 미국의 시인 로버트 프로스트(Robert Frost)가 좋은 울타리가 선한 이웃을 만든다고 노래했듯이, 배척과 분열이 아닌 상생과 발전을 위해 상호 정체성을 지켜주는 울타리가 필요하다. 수용자에 대한 공감, 직원 상호 간의 신뢰와 포용, 그것은 품위 있는 조직문화의 기틀이 되어줄 것이다.

열악한 진료 환경에 대한 개선도 필요하다. 근무 환경은 직무 만족도에 가장 큰 영향을 미치는 것으로 이번 조사에서 확인되었다. 이러한 진료 환경은 기관 건립 시기, 수용 규모에 따른 의료 보조 인력 지원, 의료 설비 투자 및 지원이 달라진다는 점, 경비 처우 등급에 따른 보안 수준 차이에 따라 천양지차이다. 그래서 근무 여건에 대한 표준화가 현실적으로 어려운 것이 사실이다. 예를 들어 규모가 작은 기관은 방사선사가 없는 경우가 있다. 그러다 보니 타기관은 모든 신입자 엑스레이를 촬영하고 있으나 이러한 곳은 의사가 필요하다고 판단된 경우에 한해 의무관이 직접 촬영하고 있다. 특수한 부분을 촬영해야 하는 경우는 의무관이 할 수 없다. 방사선사를 정복 교도관으로 채용해 보안 업무와 병행토록 할 필요가 있다. 이처럼 각 기관이 처한 사정이 서로 다르므로 해당 기관의 의무관과의 적극적인 소통을 통해 기관별로 맞춤형 개선이 필요하다. 교정 기관 특유의 순회 진료 시스템은 근무 환경이 열악하다고 생각하는 이유 중 하나이다. 순회 진료 현장은 진찰대가 구비되어 있지 않고, 각종 소음과 어두운 조명, 어수선한 분위기로 진료 여건을 악화시킨다. 진료의

---

13) 정현천, 『나는 왜 사라지고 있을까?』(리더스북, 2011), 24, 43쪽.

개념보다는 단순 면담만으로도 대다수 수용자의 의료 욕구가 해결 가능하다는 점을 신입 교육을 통해 의무관에게 이해시킬 필요가 있다.

동기 유발을 위해 다양한 방안의 의견이 제시되었다. 96.5%의 의무관이 본부 의료과장은 의사가 되어야 한다고 응답했듯이, 이러한 가능성을 열어둔다면 의무관이 갖는 소외감을 현저히 줄이는 효과가 있을 것으로 생각된다. 의무관 중심의 가칭 교정의료연구회 설립에도 응답자의 75% 이상이 필요하다고 인식하는 만큼, 이러한 모임은 감정의 환기와 소통의 장이 되고 이를 통한 의무관의 자긍심 고취에도 도움이 될 것이다.

마지막으로 교정 의료의 역할에 대해 의미를 부여하는 작업이 필요하다. 이번 연구에서 직무의 의미와 가치에 대해 긍정적인 인식이 강할수록 직무 만족도가 높음을 알 수 있었다. 상관관계 분석에서도 의미와 가치를 긍정적으로 인식한 응답자일수록 직무 만족도가 높았고 긍정적인 감정을 더 많이 가지고 있는 것으로 나타났다. 의무관뿐 아니라 보안 직원도 교정 의료의 의미와 가치를 공유한다면 직무 만족도를 높이는 상승효과를 기대할 수 있을 것이다.

이번 연구에서 구금 시설 의무관의 직무 만족도를 포함한 교정 의료 전반에 걸친 인식을 알아보았다. 이를 통해 현재의 의사 채용이 어려운 이유를 유추하고 대안을 생각해보았다. 연구 집단이 모집단의 38%로 인한 대표성의 한계, 설문지 설계 단계에서 부적절한 항목 선정, 연구자의 의도 개입, 응답자의 질문 해석 차이로 인해 통계적 오류(statistical error)의 개연성이 다분히 있다. 이번 연구로 당장 획기적인 채용 방안을 기대하기는 어렵다. 그러나 현재의 교정 의료 상태를 진단하고 앞으로 나아가야 할 방향을 마련하는 데 기초 자료로 활용될 수는 있을 것이다. 무엇보다도 전국 35개 구금 시설에 근무하는 57명의 의사를 대상으로 교정 의료 전반에 걸친 인식 조사가 처음으로 시도했다는 데 큰 의미를 두고 싶다.

제5장

의료인이 꼭 갖추어야 할 자질

18세기 말 수용소에서 정신 질환을 가진 몇몇 수감자를 진료한 바 있는 요한 크리스티안 레일(Johann Christian Reil)은 정신과 의사가 되는 데 필요한 자질을 다음과 같이 열거했다. 통찰력, 관찰 능력, 지적 능력, 선한 의지, 끈기, 인내, 경험, 당당한 체격, 존경을 끌어낼 수 있는 표정, 이와 같이 광인(狂人) 치료에 필요한 자질을 갖춘 자가 매우 드물어서 수용소에서 일할 의사를 구하기가 매우 어렵다.[1]

2013년 가톨릭의과대학 학생들은 좋은 의사의 7가지 조건으로 '다양한 시각을 통한 인간의 이해', '다양한 배경을 가진 환자와 공감하는 것', '효과적으로 환자와 소통하는 것', '가치관 확립', '사회에서 지도자로서의 역할에 대한 이해', '사회 환원', '자신의 직업에 대한 만족감'을 들었다.[2] 요즘 의료인에

---

1) 에드워드 쇼터, 『정신의학의 역사』, 40쪽. 이 책에서 레일에 대해 다음과 같이 소개하고 있다. "18세기 말 독일의 정신과 의사이자 박학다식한 계몽주의 철학자, 1803년 『정신 착란의 심리학적 치유방법에 관한 서시문』이라는 책을 출간했으며 할레(halle)에 위치한 수용소에서 옥의(獄醫)로도 일했다."

2) Wha S. Kang, Seon-Hee Yim, Ilene Harris, Hyunjoo Na and Pyeong M. Kim, "Students' perspectives about the medical humanities curriculum at the Catholic University of Korea,"

게 가장 부족한 소양이 무엇인지 의업을 막 시작하는 의과대학생들 스스로 꼬집은 셈이다.

이처럼 200년 이상의 긴 시간차에도 불구하고 18세기부터 2013년 졸업을 앞둔 의과대학생에 이르기까지 변함없는 점은 의사에게 필요한 자질로 인간에 대한 통찰과 공감 능력을 우선적으로 꼽고 있다는 것이다. 그렇다면 앞에서 말한 의료의 풍경을 통해 교정 의료를 행하는 의료인이 갖추어야 할 자질에는 어떠한 것이 있을까?

첫째, 포괄적 진료 능력이다. 신체적·정신적 부분을 포함해 통합적으로 인간을 바라볼 수 있어야 한다. 단편적인 것에 치우쳐 증상이 발생한 맥락을 놓치지 않도록 환자의 비언어적 표현까지 이해하려고 노력해야 한다. 환자의 성장 환경, 가족 관계, 경제 상황, 사회적 배경까지 고려할 수 있어야 한다. 꼭 정신과 전문의가 아니더라도 정신과적 접근 및 면담 기법을 진료에 활용할 수 있어야 한다. 그렇게 할 때 단절된 의사-환자 관계로 인해 야기될 수 있는 불필요한 외부 진료, 속임수, 자해로 인한 행정적 소모와 의료비 낭비를 줄일 수 있고 좋은 신뢰 관계를 형성할 수 있다. 정신과 전문의가 전무한 교정 의료 현장에서 경증의 정신과 환자를 진료할 수 있는 능력은 반드시 필요하다. 자신이 모르는 분야는 동료 의사와 주저 없이 상의해야 하고 책임을 회피하기 위해 지나치게 외부 진료에만 의존하는 행위도 지양해야 한다. 제대로 환자의 말을 듣지 않고 약 주기에만 급급한 단순 기술자로 전락하지 않도록 꾸준히 전문 능력을 배양하고 사회적 책임과 도덕성이라는 전문가 정신을 갖추어야 한다.

둘째, 성실성이다. 공무원은 성실의 의무가 있다. 조직의 규범과 원칙을 준

International Journal of Medical Education, Vol. 4(2013), pp. 209~210.

수하고 진료 요청에 충실히 응해야 한다. 환자를 대할 때 성실하고 일관성 있는 자세는 의사-환자 관계 단절을 예방할 수 있다. 첫 번째의 포괄적 진료 능력과 더불어 성실성은 소속 직원과 환자에게서 신뢰를 받을 수 있는 필수 자질이다. 이러한 신뢰는 구금 시설 특성상 의료 업무 수행에 반드시 필요한 핵심 요소이다. 신뢰 상실은 소속감에 대한 결핍으로 이어져 소외감에 빠지는 원인이 될 수 있다. 신준식의 연구에 의하면 실제로 많은 의무관이(43.9%) 조직에서 자주 소외감을 느끼는 것으로 확인되었다. 소외감의 원인을 보안 위주의 조직 문화 등 외적인 요인에서 찾을 수 있지만, 의무관 자체적인 내적 요인으로 기인한 부분은 없는지 자성해봐야 할 것이다. 소외감은 헌신과 책임감을 저하시키고 교정 행정과 정책에 대한 냉소, 무관심, 좌절감에 젖게 한다. 의료인으로서의 자기반성과 자정 노력이 동반될 때 의료인의 전문적 판단이 존중받을 수 있는 환경이 조성될 것이다.[3]

셋째, 소통 능력이다. 구금 시설에서의 진료는 매 순간이 설득과 이해, 공감과 지지를 필요로 하는 힘겨운 과정의 연속이다. 수용자뿐 아니라 동료 직원, 동료 의사, 타과 직원과의 소통 또한 수시로 필요하다. 교정 의료는 구금 시설 본연의 기능을 수행할 수 있도록 보조적 기능을 하는 소극적 역할의 측면과 국민의 한 사람인 수용자의 건강권을 국가가 책임져야 한다는 적극적 역할의 측면이 공존하고 있다. 이러한 시각차는 때때로 직역(職域) 간 상충되는 상황을 초래할 수 있어 이러한 역할 간 부조화를 수시로 절충해야 한다. 보안 업무와 질서유지를 위한 하나의 전략으로 의료를 이용할 뿐이라고 비판적으로 생각하는 사람도 있다. 보안과 의료 사이 본연의 기능상 차이는 항상 직별 간 긴장과 갈등을 유발할 수 있다. 이러한 갈등이 건전하고 발전적인 갈등이 되

---

3) 신준식, 「구금시설 의무관 인식조사에 의거한 의사채용 활성화 방안 연구」, 262~263쪽.

도록 하는 것 또한 의료인에게 필요한 자질이다. 지나치게 보안에 협조해 의료인의 의무를 망각하거나, 보안 파트 업무나 조직 상황을 전혀 고려하지 않는 업무 수행은 바람직하지 않다. 많은 부분에서 보안과의 협조 없이 의료과의 업무 수행이 불가능한 만큼 최대한 보안과의 협조를 이끌어낼 수 있어야 한다. 이를 위해 보안 업무에 대한 이해와 지속적이고 끊임없는 소통과 타협이 필요하다.

넷째, 자기 관리 능력이다. 의료진은 환자(수용자)와 조직 문화에 스트레스를 많이 받고 있다. 정신적·육체적으로 스스로 건강하지 못하면 타인에 대해 공감할 수 있는 여유가 없어진다. 여가 활용을 통한 스트레스를 잘 관리할 수 있어야 하고 지식 습득에도 게으르지 않아야 한다. 끊임없이 자기 개발에 노력하고 의미 있는 일을 찾고자 노력할 때 공감에 대한 여유도 가질 수 있다. 환자는 의사의 순간적인 얼굴 표정이나 목소리 변화마저 놓치지 않는다. 신뢰를 잃는 순간 치료의 가장 큰 효과적인 무기를 잃게 된다. 일관성 있게 원칙을 지키는 자세로 신뢰를 잃지 않도록 해야 한다. 한순간 자기 관리 소홀로 깨져버린 신뢰는 회복하는 데 너무 많은 노력과 시간을 필요로 하기 때문이다.

이상 네 가지 자질을 잘 갖춘다면 수용자뿐 아니라 소속 직원에게서 신뢰를 이끌어낼 수 있다. 의무관 개개인의 역량 향상, 소통을 통해 보안 파트와 조화로운 협력 관계를 이루는 조직 문화, 그리고 효율적인 의료 행정 시스템 개선은 시간, 인력, 경제적 비용을 줄이는 데 큰 역할을 할 것이다. 안정적인 교정 의료 업무 수행은 결국 구금 시설 본연의 기능과 수용 질서 유지에도 기여한다. 이제는 교정 의료의 질을 좀 더 고민해야 할 때이다.

제6장
직원을 위한 필수 의료 실무 20선

1. 신입 검사가 중요한 이유

'형의 집행 및 수용자의 처우에 관한 법률' 제16조 제2항에 따르면 "신입자의 건강진단은 수용된 날로부터 3일 이내에 하여야 한다. 다만, 휴무일이 연속되는 등 부득이한 사정이 있는 경우에는 예외로 한다"라고 되어 있다. 진료는 문진, 시진(視診), 청진, 촉진(觸診), 타진(打診), 이학적 검사, 혈액검사 등으로 이루어지지만 이 중 가장 강조하고 싶은 것은 문진, 즉 병력 청취이다. 신입 진료 시에 철저하게 환자 병력을 청취해 진료 차트에 기록하는 것은 의료 처우를 계획하고 차후 응급 상황 발생 시 환자 상태를 신속히 판단하는 데 요긴하게 사용된다. 이 외에 신입 진료가 중요한 이유는 다음과 같다.

① 평소 복용하던 약을 파악하고 외부에서 차입된 약이 있는지 확인해 복용해야 할 약이 누락되지 않도록 한다.
② 의료 거실, 장애인 거실, 격리 병실 등 환자 상태에 따라 적합한 거실을 지정해 수용 처우를 할 수 있도록 한다. 특히 활동성 폐결핵과 같은 감염

성 질환을 조기에 격리 조치하는 것은 밀폐된 공간에서 다수의 수용자에게 병균이 전파되는 것을 차단하는 데 아주 중요하다.

③ 자살 위험성이 있는 수용자를 미리 색출해 정신과 상담 및 자살 예방 관리를 할 수 있다.

④ 외부 진료가 필요한 환자는 미리 일정을 계획할 수 있고 추가적인 검사가 필요한 경우는 신입 혈액검사의 기본 항목 외에 별도 항목을 추가로 의뢰함으로써 선제적인 의료 조치를 할 수 있다.

⑤ 자세한 신입 진료는 이후에 있을 타 의무관의 진료 시간을 단축시킨다. 단시간에 환자 상태와 병력을 확인할 수 있게 해 효율적인 진료가 되도록 하고 좀 더 필요한 부분에 집중할 수 있다.

⑥ 생체 징후, 기본적인 혈액검사, 흉부 엑스레이 검사를 병행해 구속 직후 흔히 있을 수 있는 수용자의 불안정한 정서와 신체적 변화를 조기에 감지해 면밀한 경과 관찰을 하도록 한다. 기존에 가지고 있는 만성적인 질병이 구속으로 인한 스트레스로 갑자기 악화될 수 있고 구속 직전 발생한 질병이나 사고가 환자 본인도 인지하지 못한 상태에서 방치될 수도 있다. 따라서 체크리스트에 따라 내과적 질환, 감염성 질환, 수술 병력, 정신과 질환, 약 복용력 등을 꼼꼼히 체크하고 신입 혈액검사와 흉부 엑스레이 검사 결과를 확인한 후 이에 대한 결과를 기록하는 것은 이후

<그림 6-1> 신입 진료 기록

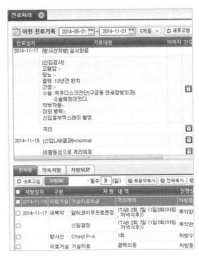

에 있을 진료를 위해 매우 중요한 일이다.

<그림 6-1>은 필자가 근무하는 기관의 신입 진료 체크리스트로 신입 혈액검사 결과와 흉부 방사선 검사 등이 기록되어 있다. 감염성 질환이 의심되는 환자는 사전에 격리 조치하고 병력 청취와 흉부 엑스레이 검사 결과를 확인한 후 차후에 격리가 해제되었음을 알 수 있다.

2. 의무 기록이 중요한 이유

일부 의료인은 진료 기록을 자세히 기록하는 것을 부정적으로 생각하는 경향이 있다. 그러나 일자별 자세한 진료 기록은 오히려 의료 소송이나 민원 사항 발생을 대비해서라도 최선의 방어책임을 강조하고 싶다.

교정 시설에서는 순회 진료와 동행 진료 두 가지 형식의 진료가 있다. 수용 거실 변동에 따라 진료를 담당하는 의무관도 수시로 바뀐다는 점도 특이하다. 따라서 진료할 때마다 진료 형태와 중요한 면담 내용, 검사 결과 등을 <그림 6-2>의 상용 문구를 이용해 다른 의무관이 쉽게 이해할 수 있도록 기록하는 것이 필요하다. 또한 국가인권위원회,

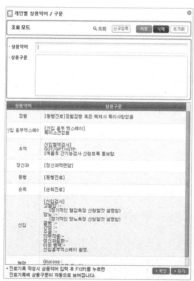

〈그림 6-2〉 상용 문구

변호인에 의한 병상 조회, 재판부
의 사실 조회 등을 통해 환자 상태
와 진료 상황에 대한 답변을 수시
로 요구받는다. 그리고 이에 대한
답변은 진료를 담당한 의무관이 아
닌 의무과장이 최종적으로 작성한
다는 점도 자세한 진료 기록이 필
요한 이유이다. <그림 6-3>의 경
우처럼 비정상 혈액검사 결과에 대

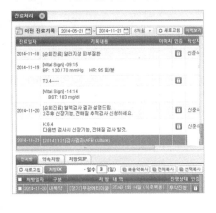

〈그림 6-3〉 비정상 검사 결과 기록

해서도 별도로 기록한다면 차후에 다른 의무관이 진료하더라도 필요한 검사
누락을 막을 수 있다.

최근 한 환자가 종양 등 본인의 지병을 방치했다는 주장에 대해 국가인권위
원회가 의료과에 소명자료를 요청했던 일이 있다. 환자가 원하는 날짜에 본인
이 지정한 병원(보통 소속 기관의 행정구역p을 벗어난)을 가지 못하게 되었을 경
우 불만을 가지게 되고 국민신문고, 인권위 등에 제소하는 경우로 비교적 흔
히 있는 일이다. 이에 대해 적극적인 소명(疏明)이 필요한데 철저한 진료 기록
에 의거한 답변은 의료진의 억울함을 어느 정도 해소시켜줄 것이다. 다음 내
용은 답변 사례로 개인 정보 보호를 위해 수용 번호, 이름, 종양의 위치를 바
꾸어 표기했다.

〈답변 사례〉 수용번호 1234 , 김수용(가명)의 의료 조치 사항

2015/9/25일 [신입 진료] 병력 청취

　1. 폐의 양성 종양(최종 진단일 2014/11/7 **대학병원)

　2. 안구 통증

3. 이형 협심증 등

상 병명으로 차입되어 들어온 약을 허가해 복용토록 함.

2015/9/26일 [순회 진료] 과거 병력 관련 의무관 면담함.

2015/9/27일 [순회 진료] 변이형 협심증 관련해 진료함.

2015/10/2일 [동행 진료] 협심증 약물에 관한 설명 원해 면담함.

2015/10/5일 [동행 진료] 외부병원 진료 관련해 면담함.

2015/10/8일 [동행 진료] 두통 호소해 진료함.

2015/10/12일 [동행 진료] 안과 외진과 **대 신경외과 예약되었음을 설명함.

2015/10/14일 [후송 진료] 흉통 등으로 **대 병원 경유해 **병원 후송/ 폐 CT 상 폐
    종양의 크기 변화 없음 확인/ **안과 외부병원 후송 진료, 특이소견 없음.

2015/10/18일 [후송 진료] **대학교병원 후송 진료 실시. 6개월마다 폐종양에 대한
    추적검사를 시행하면서 약물치료하자는 담당 의사 소견이 있었음.

2015/10/23일 [후송 진료] **대학교병원 후송 진료 시 적응장애 소견과 지난번 약을
    지속적으로 복용하라는 의사의 소견

2015/10/30일 [동행 진료] 외부 진료와 관련 추후 일정을 설명해드림.

2015/11/ 6일 [동행 진료] 감기 증세로 진료 시행함.

2015/11/11일 [동행 진료] 두통 관련 면담함.

2015/11/18일 [동행 진료] 복용 중인 관약에 대해 그 종류와 약효에 대해 상세히 설
    명드림.

〈앞으로의 치료 계획〉

현재 폐종양 상태는 크기가 증가하는 등 악화 소견을 보이지 않고 있으며 약물치료를
하면서 추적, 관찰하자는 담당 의사 소견에 따라 정기적인 외부 병원 후송 진료를 실
시할 계획입니다. 추후 수술이 당장 필요하다는 담당 의사 소견이 있다면 그에 따른
의료적 조치를 실시할 계획입니다.

또한 어지럼증, 두통, 협심증에 대해서는 소 내 의무관의 상시 진료를 통해 치료를 병행하고 있습니다. 이와 같이 본 수용자에 대한 의료 조치 사항에 대해 해명 자료를 제출합니다.

* 별첨: 환자 동의에 의한 진료 기록 일체 첨부.

이처럼 당일 시행되었던 진료 내용을 사실 그대로 누락 없이 기록하는 것은 의료 소송뿐 아니라 각종 민원 사항에 대한 적극적인 소명을 위해서라도 매우 중요한 일이다.

3. 환자와의 효과적인 소통 방법

미국의 심리학자 앨버트 메러비언(Albert Meharbian)이 1981년에 쓴 책 『침묵의 메시지(Silent Messages)』에서 의사소통할 때 상대방에게서 받는 감정 중 7%는 말의 내용으로, 38%는 목소리의 톤으로, 55%는 얼굴 표정으로 전달된다고 했다.[1] 이것은 국내에 메러비언의 법칙으로 널리 알려져 있다. 무슨 말을 했는가보다 어떤 얼굴 표정과 목소리 톤으로 이야기를 전달했는지가 중요함을 말해주고 있다. 즉, 의료진이 컴퓨터 화면에 시선을 둔 채 무표정한 얼굴과 축 가라앉은 목소리로 건성으로 설명하고 성의 없이 답변한다면 머지않아 사소한 일로 언성이 높아지는 상황을 초래할지도 모른다.

2011년 교정본부 의료과에서 조사한 주요 민원 유형 사례를 통해서도 의사소통의 중요성이 확인 가능하다. 그 결과에 따르면 진료 시 충분한 설명 부족,

---

1) http://www.kaaj.com/psych/(검색일: 2014.3.10)

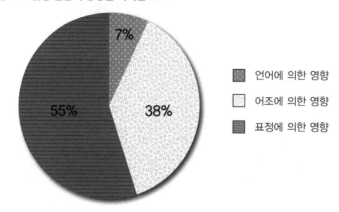

〈그림 6-4〉 감정 전달에 영향을 미치는 요소

7%

55%

38%

■ 언어에 의한 영향

□ 어조에 의한 영향

■ 표정에 의한 영향

자비(自費)·관비(官費)에 대한 설명 미흡으로 오해와 민원 발생, 제대로 설명을 하지 않고 또한 환자의 말을 충분히 듣지도 않은 채 무성의한 처방, 매끄럽지 못한 부적절한 언행이 민원 발생의 주요한 이유로 거론되었다.

필자가 의과대학을 다닐 때만 해도 이러한 의료 커뮤니케이션에 대해 교육자들은 교육의 필요성을 느끼지 못했고 의료 커뮤니케이션의 개념도 별로 알려지지 않았다. 단지 교수님이나 선배의 언행을 무의식중에 따라 배우는 것이 대부분이었다. 그 정도쯤은 배우고 가르칠 수 있는 성질의 것이 아니라는 것이 일반적인 생각이었던 것 같다. 현직 의무관들 역시 대다수가 체계적인 의료 커뮤니케이션에 관한 교육을 제대로 받지 못하고 졸업했으리라 생각한다.

과거에는 의사와 환자의 관계가 수직적 상하 관계였다. 진단과 처방을 독단적으로 결정하고 환자는 그 지시에 말없이 따라야만 했다. 하지만 정보 공유 발달로 의학 지식은 더 이상 독점할 수 있는 고유 영역이 아니고, 의료 인력 공급 또한 확대되면서 이제는 환자가 의사를 선택할 수 있는 상황이 되었다. 이러한 상황 역전은 의사-환자 관계가 수평적이고 대등한 관계로 변화되도록 했다. 환자는 의료진에게 진료 내용과 처치에 대해 충분한 설명을 듣기 원하고 자신들이 검사와 치료 방법을 직접 선택하고 결정하기를 원하게 되었다. 그러한 기대에 부응하지 못하는 의료진에 대해서는 즉각적인 불만을 제기하거나 병원을 옮겨 진료 의사를 바꾸는 등으로 대응한다. 따라서 의료 커뮤니케이션의 중요성을 느끼지 못하는 의사들은 점차 환자의 외면을 받을 수밖에 없게 되었다.

교정 시설에서는 의사-환자 관계가 일반 사회와 달리 여전히 수직적 상하관계로 흘러갈 가능성이 높다. 모든 의료 처우 결정권은 의무관에게 있고 수용자인 환자는 의사를 선택할 수 있는 권한이 제한되어 있기 때문이다. 일반 사회와 교정 시설의 의사-환자 관계의 괴리는 높아지는 인권 의식으로 점차 그 간극도 좁아지고 있다. 환자로 하여금 하고 싶은 말을 충분히 하도록 하고 진지한 자세로 주의 깊게 경청한다면 잘못된 의사소통으로 초래될 수 있는 문제의 상당 부분은 좀 더 쉽게 해결될 것이다. 환자의 심적 고통에 대한 공감과 지지는 말의 내용에서 부족한 부분을 충분히 채워줄 뿐 아니라 일반 사회와 교정 시설 사이에 여전히 남아 있는 간극까지 메울 것으로 생각한다.

4. 상사와의 소통으로 원-윈 하기

한국강사협회가 명강사로 선정하기도 한 조관일 씨는 삼성그룹 사장단의 46%가 비서실 출신임을 강조하면서 쓴 『비서처럼 하라』에서 이렇게 말하고 있다. "보스는 고독합니다. 그에게도 돌봐주고 위로해주고 칭찬해줄 사람이 필요합니다. 공동의 성취와 성장을 꿈꾼다면, 당신이 그의 곁에서 '비서'가 되어드리십시오. 그렇게 하는 것이 곧 당신의 성공과도 맞물리는 것임을 훗날 깨닫게 될 것입니다." 이 글을 처음 읽던 당시에는 필자가 부서장이 아니어서

인지 큰 느낌 없었던 것 같다. 하지만 이 책을 쓰는 지금은 부서장으로 근무하고 있어서인지는 몰라도 그때보다 더욱 마음에 와 닿는 것 같다. 저자가 말하는 탁월한 비서는 과연 어떻게 일하는지 살펴보도록 하자.

① 업무의 기대치나 결과의 만족도를 온전히 '상사'에게 맞춘다.
② 상사의 입장에서 자신이 어떻게 보일 것인가를 역지사지한다.
③ 배려와 예절, 친절과 베풂의 부메랑 효과를 잘 안다.
④ 시시콜콜한 것까지 확인하고 또 챙기며 디테일에 열정을 발휘한다.
⑤ 상사를 흡족하게 하는 덕목은 '뛰어남'보다 '믿음직함'임을 안다.
⑥ 험담, 비밀 누설, 이해심 없는 비난이 아닌, 칭찬과 직언을 입에 담는다.
⑦ 갑작스러운 상사의 화풀이나 짜증 역시 이유가 있으리라 감내한다.
⑧ 때로는 상사를 위로하고 다독여주고 등을 떠밀어 줌으로써 더 큰 그림을 보게 한다.

5. 직원과의 소통으로 윈-윈 하기[2)

국가공무원 인재개발원 웹사이트(http://cyber.coti.go.kr)의 '개방형 관리자를 위한 맞춤형 직무교육'에는 상사, 동료, 부하 직원과의 의사소통 방법에 관한 내용이 잘 나와 있어 기회가 있을 때 꼭 들어보기를 권한다.

---

2) 이 절은 국가공무원 인재개발원 '개방형 관리자를 위한 맞춤형 직무교육' 내용을 요약한 것이다.

1) 동료 직원과의 대화

① 조력자인지, 경쟁자인지를 파악하고 상대를 자극하지 않도록 언행을
　 조심한다.
② 먼저 도와주고 협조하는 자세를 보인다.
③ 모든 일에 성의 있게 대해야 한다.
④ 상호 존중하고 용서하는 마음을 가진다.
⑤ 업무와 인간관계 면에서 우수한 성과자를 본받도록 한다.

2) 부하 직원과의 대화

'가장 훌륭한 상사는 출장 간 상사이고 가장 나쁜 상사는 바로 옆 상사'라
는 우스갯소리가 있을 만큼 존경받는 상사가 되기란 어렵다. 부하 직원의 존
경심은 상사 스스로 만들어야 하며, 지시는 명확하고 구체적으로 전달해야
한다. 마찬가지로 앞서 '직무교육'을 요약 정리하겠다.

① 업무뿐 아니라 인생철학까지 전달하는 것이 중요하다.
② 부드럽고 알기 쉽게 전해야 부하 직원이 의욕적으로 일할 수 있다.
③ 업무에 필요한 정보는 적시에 충분히 전달한다.
④ 목표 설정 시에는 직원과 함께 설정한다.
⑤ 일을 지시할 때는 명확하게 내용을 이해할 수 있도록 전달한다.
⑥ 부하 직원은 공동의 목표를 향해 가는 파트너이자 동료임을 명심하고,
　 존중을 바탕으로 커뮤니케이션해야 한다.
⑦ 듣는 시간보다 말하는 시간이 길지 않도록 하자.

⑧ 오픈 마인드로 직원의 의견을 듣자.

⑨ 부하 직원의 관심과 관점을 이해하도록 노력하자.

⑩ 먼저 말을 건네어 소통의 통로를 열어주자.

⑪ 상사를 불편하거나 어렵게 느끼는 부하 직원과 공감대를 갖기 위한 시간을 투자하자.

⑫ 부하 직원과 가끔 점심 식사를 히고 신뢰를 구축하는 기회로 이용하자.

⑬ 칭찬은 공개적으로 하고 잘못은 개인적으로 불러서 한다.

⑭ 상대에 따라 말을 바꾸지 않고 일관성 있게 한다.

6. 구금 시설에서의 윤리적 쟁점

기원전 400년경 히포크라테스의 윤리적 도덕규범이 오랜 기간 수차례 개정을 거치면서 변화되어왔다. 1970년 전후로 생명윤리학이 등장하면서 환자의 자기 결정권이 중요시되었고 여기에 선행, 정의 개념이 부가되었다. 가장 널리 알려진 생명의료윤리 네 가지 원칙은 자율성 존중 원칙, 악행 금지 원칙, 선행 원칙, 정의 원칙이다. 이들 이론을 구금 시설에서 발생 가능한 상황에 적용해 살펴보기로 한다.

첫 번째 원칙은 자율성 존중 원칙이다. 인간은 동물과 달리 이성을 가진 존재이므로 스스로 숙고하고 이를 근거로 자율적으로 행동을 결정할 수 있어야 한다는 것이다. 말기 암 환자가 항암 치료를 거부하거나 무의미한 연명 치료에 동의하지 않는 것 등을 받아들이는 것은 자율성을 존중하는 행위이다. 그러나 교정 시설 자체가 자율보다는 타율, 능동보다는 피동의 성질이 있기 때문에 환자의 자율성이 지켜지기 곤란한 상황이 있을 수밖에 없다. 그뿐 아니라 자율성이 종종 오용되기도 하는데, 예를 들면 장기이식을 받은 환자가 이식 거부 반응이 나타날 것을 분명히 알고 있음에도 구속(형) 집행정지를 받아낼 목적으로 면역억제제 복용을 거부하는 것이다. 자율성은 언제나 반드시 지켜져야만 하는 절대 원리는 아니며 타인에게 해가 되지 않아야 함이 전제되어야 한다. 에이즈, 매독과 같은 성병 환자는 질병이 가족을 포함한 어느 누구에게도 알려지는 것을 원치 않을 것이다. 그러나 이들 성병을 포함해 결핵, 메르스 같은 감염병은 본인 의사와 상관없이 법정 감염병 신고 지침에 따라 신상 정보를 지체 없이 관계 당국에 알려야 한다. 환자의 자율성 존중이 타인에게 명백한 위해가 되기 때문이다. 특히 감염병 질환은 교정 시설에서 더욱 적극적으로 격리되어지고 약 복용 여부를 직원의 감시하에 확인받는다. 장기간 불식(不食)하는 환자는 수액 치료를 받도록 압력을 넣기도 한다. 알코올 금단 증상이 심하거나 난동을 부리는 정신병 환자의 경우는 강박 처치와 향정신병 주사제 주입 여부를 놓고도 고민해야 한다.

둘째는 악행 금지 원칙으로 환자에게 해를 가하지 말라는 것이다. 수많은 의료 행위들이 항상 환자에게 이익만 되는 것은 아니며 의료윤리 간 상충되는 경우도 많다. 그러므로 이해득실을 잘 따져 환자에게 최선의 치료가 무엇인지를 두고 고민해야 한다. 과도한 의료적 개입을 통해 환자에게 의도치 않은 해를 입히는 경우가 있다. 안전성과 유효성이 인증되지 않은 시술을 통해 병원 내 감염이 생기거나, 과도한 약물 처방으로 약원병(藥原病)과 같은 부작용을 만드는 것이 그 예이다. 한 가지 다행인 것은 고문과 사형이 없어진 오늘날 구금 시설에 근무하는 의료진은 이 부분에서 만큼은 악행 금지의 윤리 규범에서 많이 자유로워졌다고 할 수 있다. 과거 고문과 사형이 이루어지던 때는 그 실행 과정에서 의료진의 개입이 불가피했기 때문이다.

셋째는 선행 원칙이다. 항공기 기내에서 응급처치로 환자를 구한 의사, 퇴

근길 버스에서 심폐소생술로 환자를 살려낸 간호사의 미담 사례가 종종 방송을 통해 전해진다. 다른 직업인에게는 이러한 선행이 반드시 해야 하는 의무사항이 아니지만 의료인에게는 당연한 직업적 사명으로 여겨진다. 따라서 그러한 상황에 직면하는 의료인이라면 누구나 주저 없이 나서게 되는 것이다. 이것이 '환자의 이익이 언제나 우선되어야 한다'라는 선행 원칙의 예이다. 하지만 선행 원칙이 항상 지켜지는 것만은 아니다. 자율성 존중 원칙과 때때로 상충되는 경우도 있는데, 이때는 각 나라마다 존재하는 문화와 사고방식의 차이가 저마다 다른 원칙을 우선시하도록 한다. 예를 들면, 위급한 상황에서 수혈을 거부하는 여호와의 증인 신자의 경우 미국은 자율성 존중 원칙을 우선시하기 때문에 만약 의료진이 강제로 수혈했을 때 환자의 자율성을 침해했다고 보는 반면, 한국은 선행 원칙을 더 강조해 수혈을 하지 않았을 때 의료진이 마땅히 해야 할 도리를 하지 않았다고 본다.

또한 조직이나 사회 전체의 이익을 위해 환자의 이익이 후순위로 밀려나야 하는 경우도 있다. 교정 시설에서 발생 가능한 상황을 예로 들면, 환자에게 꼭 필요한 사항이 아니면 수용 질서를 위해 환자의 요구를 거절해야 할 때도 있고, 입원 환자가 많아지면 환자의 퇴원 시기를 앞당기기 위해 노력해야 하는 것은 아닌지 고민하게 된다. 이 외에도 여러 선택의 상황에서 갈등한다.

아픈 환자를 위해 앞장서서 구속이나 형 집행을 정지시키려는 노력을 기울여야 하는지, 아니면 집행정지를 하는 데 적극적으로 나서지 않고 형 집행이 최대한 잘 이루어질 수 있도록 교정 공무원으로서 역할에 최선을 다해야 하는지를 두고 고민한다. 우선순위를 어디에 두고 집중해야 하는지 여러 선택의 상황에서 망설이게 되는데 그때마다 개인의 신념에 의존할 수밖에 없다. 그리고 구금 시설의 상황에 따라 치료 방법을 선택하면서 어쩔 수 없이 최선이 아닌 차선이 선택되는 경우도 있음을 부인할 수 없다.

넷째는 정의 원칙인데, 의료의 수요와 분배를 다루는 이론이다. 앞의 자율성 존중 원칙과 악행 금지 원칙이 현대 구금 현장에서는 민간 사회에 근접한 수준까지 이르렀다면 선행 원칙과 정의 원칙은 지속적으로 도전해야 할 과제이다. 특히 정의 원칙의 경우 의료인뿐 아니라 구금 시설에 근무하는 모든 직원이 함께 지키려고 노력해야 한다.

흔히 발생하는 정의와 관련한 문제는 의료 거실 입병과 외부 진료 순서를 정하는 문제이다. 고통받는 사람의 입장에서는 가장 힘들고 도움이 필요한 사람이 자신이라고 생각하고 다른 사람보다 우선순위에서 밀리면 차별받는다고 생각한다. 하지만 의사에게는 매일 만나는 수많은 환자 중 한 명이기에 환자의 고통에 둔감해지기 쉽다. 의사가 공정하지 못하고 나의 고통을 알아주지 않는다고 생각할 때 환자는 불만을 가지게 되고 구금 시설 의료진을 신뢰하지 않게 되며 어떤 외부의 힘을 절실히 필요로 하게 된다.

한국은 유난히 학연과 지연에 얽힌 부조리가 많이 발생한다. 이러한 인맥과 연줄을 동원한 내, 외부 청탁은 자주 공정성을 흔들리게 하는 요인으로 작용한다. 뛰어난 이탈리아 의사 조반니 코드론쿠스(Giovanni Codronchus)는 "어떤 의사가 많은 미덕을 갖추고 있을 수 있지만, 만약 그에게 정의(正義)가 결여되어 있다면 다른 모든 미덕도 그를 저버릴 것이다. 왜냐하면 정의는 모든 미덕의 총합이자 원천이기 때문이다"[3]라고 결론짓는다. 정의의 핵심 개념 중 하나는 동일한 상황에서 발생한 일은 남녀노소, 빈부 차이를 두지 않고 모두에게서 공평하게 다루어져야 한다는 것이다. 게다가 의료인은 환자 생명을 다루는 만큼 더욱 엄격한 잣대로 공정한 의료 처우를 해줄 것이라는 믿음이 있다. 이러한 믿음이 깨질 때 실망도 그만큼 큰 법이다.

---

3) 앨버트 존슨, 『의료윤리의 역사』, 이재담 옮김(로도스, 2014), 102쪽.

7. 원칙에 맞지 않은 부탁을 받을 때

일을 하다 보면 원칙에 어긋나는 직원의 부탁이나 상사의 지시를 받을 때가 있다. 흔쾌히 들어줄 수 있는 사소한 부탁에서 원칙에 맞지 않은 곤란한 부탁까지 다양하다. 이럴 때는 윤리적 의사 결정 방법의 하나인 '공개성의 법칙'을 사용하자. '공개성의 법칙'이란 '당신의 선택이 신문이나 방송에 공개되어 모든 사람이 알게 된다 하더라도 여전히 같은 선택을 내리겠는가?'라는 질문에 답하는 것이다. 이것은 윤리학에서 흔히 'Red face test'라 불리는 원리를 이용한 것인데, 한 점 부끄럼 없이 떳떳하게 얼굴을 붉히지 않고 어떤 상황에서도 동일한 행동과 판단을 할 것인지를 스스로에게 물어서 실수를 사전에 예방하도록 하는 방법이다.

또한 나의 결정이 내가 책임질 수 있는 범위 내여야 한다. 그러지 않을 때는 정중하게 거절하자. 그렇다면 원칙에 어긋난 상사의 명령에는 어떻게 해야 할까? 직원의 부탁을 거절하기도 쉽지 않은 마당에 상사의 명령을 거역하기란 현실적으로 불가능에 가깝다.

이에 대해 고전인 『손자병법(孫子兵法)』에서는 이렇게 답변하는데, 전쟁에 임하는 장수는 "싸워서 확실히 승리할 수 있는 가능성이 있다면 군주가 싸우지 말라고 해도 싸울 수 있는 것이며, 싸워서 승리할 가능성이 보이지 않으면 군주가 싸우라고 해도 싸우지 않을 수도 있다".[4] 이는 전쟁 후에 닥칠 항명죄를 피하지 않으며 오로지 국가와 국민에 진정한 이익이 될 것만을 생각해 결정하라는 말인데, 공무원도 공적인 업무에 임하면서 이러한 대의(大義) 차원에서 판단할 수 있다면 그는 곧 국가의 보배[國之寶也]라 할 만하다.

---

4) 손자, 『손자병법』, 김광수 해석(책세상, 2012), 329쪽.

8. 의료 소송을 당하는 완벽한 방법

서울대학교 의과대학 법의학교실 이윤성 교수는 2011년 6월 2일 자 ≪의계신문(醫界新聞)≫에 "확실히 의료과오소송에 걸리는 10가지 방법"을 기고했는데 이는 ≪메디컬 이코노믹스(Medical Economics)≫라는 미국 의학 잡지에 버클리 라이스(Berkeley Rice)가 기고한 "10 ways to guarantee a lawsuit"를 번역한 글이다. 의료인이 십계명으로 삼기를 권할 만큼 항목 하나하나가 모두 주옥 같다. 앞서 기술한 '신입 검사가 중요한 이유', '의무 기록이 중요한 이유', '환자와의 효과적인 소통 방법'에서 필자가 강조했던 내용과 많은 부분 중복되지만 다시 한 번 상기하는 의미에서 10개의 항목 각각에 대해 교정 시설에서 벌어질 수 있는 상황을 가정해 새로 기술해보았다. 의료 소송을 피하는 세 가지 핵심 전략은 '충분한 설명', '자세한 기록', '환자와 의사 그리고 의료진 간의 긴밀한 의사소통'임을 여기서도 깨달을 수 있을 것이다. 원문의 전문은 링크를 걸어 독자들이 참고하도록 했다.[5]

1) 의무 기록을 자세하게 정리하지 않는다

혈압, 당뇨, 체온, 체중 등은 환자를 진료할 때마다 매번 측정하는 주요 항목들로 이것은 교정 시설이라고 해서 별반 다르지 않다. 통상적인 생체 징후 측정에 대해서 검사를 했음에도 불구하고 이를 하찮게 생각해 기록을 누락할 수 있다. 생체 징후에 대한 기록은 그 환자에게 특별히 중요하다 싶은 경우 진료를 담당한 의사가 직접 진료 기록으로 남기는 경우도 있고, 진료 보조를

---

5) 이윤성, "확실히 의료과오소송에 걸리는 10가지 방법", ≪의계신문≫, 2011년 6월 2일 자. http:// www.medworld.co.kr/news/articleView.html?idxno=54242(검색일: 2014.3.22)

담당하는 직원이 간호 기록으로 남기는 경우도 있다. 아니면 그 외의 간호 보조 인력이 기록할 수도 있다. 의사, 진료 보조 직원, 간호사가 상대방을 너무 믿은 나머지 서로 누군가가 기록할 것으로 지레짐작하고 아무도 기록하지 않는 상황이 얼마든지 가능하다.

진료를 담당한 의사는 환자에게 전달한 주의 사항, 면담 내용을 기록하는 것을 귀찮아할 수도 있다. 소수의 의사 중에는 진료 내용을 종이 차트에 수기로 기록하는 것을 조금 더 편해 하는 것을 종종 접했다. 그러한 의사들은 컴퓨터 자판에 익숙하지 않고 이른바 '독수리 타법'을 구사하는데, 그러다 보니 자신만 알아볼 수 있는 짧고 간단한 용어만 기록하게 된다. 특히 면담 내용을 적지 않고 '면담함'이라고 적어놓으면 시간이 흘러 나중에 무슨 내용의 진료를 했는지 본인도 잊어버리게 된다. 의료인 간에는 직접 만나 대화로도 소통하지만 진료 기록을 통해서도 대화한다. 진료 기록이 제대로 되어 있지 않으면 진료하는 의사 간 소통 역시 단절되는 것과 같다. 기억해야 할 것도 많고 적어야 할 것도 많은 요즘 세상에 너무 복잡하게 살지 말고 속 시원히 잊고 살자라는 단순한 생각은 나중에 자신의 삶을 오히려 복잡하게 만들지도 모른다.

2) 설명하고 동의받는 데 충분한 시간을 배려하지 않는다

장시간 수용 거실에서 생활해야만 하는 이들에게 30분 혹은 1시간씩 주어지는 운동 시간은 긴 가뭄 끝의 단비처럼 하루 일과 중 가장 반가운 시간이다. 그러다 보니 주어진 시간에 운동 효과를 최대한으로 끌어올리기 위해 넘치는 의욕으로 무리한 운동을 시도하다 다치는 경우가 의외로 많다. 움직임이 적은 장시간의 혼거 생활로 신체가 굳어 있어 옛날처럼 몸이 그렇게 날렵

하지 않기 때문이다. 발목의 염좌나 작은 뼈 골절은 수술까지 가지 않더라도 깁스를 잘 유지하면 후유증 없이 완치가 가능하다. 그런데 이러한 환자를 진료하고 주의 사항(2주 동안 깁스를 잘 유지할 것, 그동안 운동은 하지 말 것 등)을 제대로 전달하지 않게 되면 며칠 후 기가 막힌 장면을 목격하게 된다. 발목을 심하게 다친 환자가 깁스를 푼 채로 걸어 다녀 악화된 상태로 대면하게 된다. 깁스를 하지 않은 채 '왜 이렇게 안 낫느냐'는 듯 불만스러운 표정으로 당당하게 진료실 문을 절뚝거리며 걸어 들어오는 것이다.

복통 환자를 진료할 때면 항상 급성 충수 돌기염과 같은 수술을 요하는 질환이 아닌지 염두에 두어야 한다. 질병 증상이 발생한 초기에는 전형적인 증상이 나타나지 않고 며칠이 지나야 그 정체가 드러나는 경우가 많다. 증상이 바뀌면 반드시 진료 신청을 다시 하도록 환자에게 여러 번 강조해 당부해야 한다. '아프면 당연히 다시 오겠지 뭐'라고 생각하고 그들의 선택에만 맡겨서는 안 될 것이다.

3) 무언가 잘못되었을 때 마음대로 의무 기록을 고친다

사고가 발생하기 전 누락된 정보를 추가해 기록하는 것은 크게 문제가 되지 않는다. 누락된 검사 기록, 사실 기록, 면담 내용이 얼마든지 있을 수 있기 때문이다. 하지만 문제가 발생한 후에 기록을 수정하는 것은 그대로 두는 것만 못하다. 뒤늦게 진료 기록에 정성을 기울여봤자 이미 때는 늦었다. 현재의 진료 차트 시스템상으로는 지나가버린 날짜에 대해 신규로 허위 내용을 입력하는 것이 불가능하게 되어 있다. 그러나 기록된 내용을 수정하는 것은 가능하지만 이러한 수정 결과가 컴퓨터상에 흔적으로 남게 된다.

4) 의사가 지시하면 환자는 잘 따를 것이라고 믿는다

와파린과 같은 약물은 복용할 때 매우 주의가 필요한 약 중 하나이다. 3개월마다 추구 혈액검사를 실시해 그 결과에 따라 약물 용량 조절이 필요하기 때문이고 아스피린 같은 진통제와 병용해 복용하면 뇌출혈이나 위 장관 출혈 가능성을 높일 수 있기 때문이다. 이러한 사항에 대해 환자가 충분히 숙지하고 주의 사항을 잘 지키고 있을 것으로 지레짐작해서는 안 된다. 만날 때마다 중요한 점은 상기시키고 의사의 지시를 잘 따르고 있는지 확인하는 작업이 필요하다.

혈액검사에 이상 소견이 보이는 환자는 추구 검사를 통해 정상으로 회복되었는지 아니면 더 악화되고 있지는 않은지 확인하는 과정이 필요하다. 경미한 간 수치 상승이나 혈당 상승과 같이 비교적 흔한 비정상 혈액검사 결과의 경우에는 1달 후 혈액검사를 신청해 꼭 확인하도록 환자에게 통보하고 끝내는 것이 일반적이다. 그러나 폐 결절이나 중등도 빈혈과 같은 검사 결과는 의료진 측에서 기억을 해두는 것이 필요하다. 이러한 경우 흉부 엑스레이 촬영을 할 날짜가 지났으나 환자가 기억을 못해 검사가 실시되지 않을 수도 있고 빈혈이 더 심해져 정밀 검사가 꼭 필요하나 환자 스스로 추구 검사의 필요성을 느끼지 못해 검사가 이루어지지 않을 수도 있다. 따라서 중요한 추구 검사의 경우는 의료진이 기록을 해두었다가 주도적으로 환자를 호출해 검사를 진행할 수 있어야 한다.

활동성 폐결핵으로 한 움큼이나 되는 결핵약을 6개월 이상 장기 복용해야 하는 일은 환자에게 보통 힘든 일이 아닐 것이다. 고령의 수용자, 지능이 떨어지는 수용자는 약 복용이 잘 이루어지는지 세심한 관찰이 필요하다. 항결핵약의 경우 불규칙하게 복용하면 약물의 효과를 얻을 수 없고 결핵균이 약물에

내성을 얻게 되어 다제내성 결핵(슈퍼 결핵)으로 돌연변이를 일으킬 수도 있다.

의무관이 진료하다가 악성종양이 의심되는 환자가 있으면 외부 병원을 나가 정밀 검사를 받도록 하기 위해 그로 하여금 의무과장 면담 보고전(報告箋)을 써내도록 고지하는 일이 있다. 하지만 환자가 이를 따르지 않은 경우가 있을 수 있는데 발생 가능한 상황을 예로 들면 다음과 같다. 첫째, 환자 스스로 수인복(囚人服)을 입고 외부 병원에 나가는 것을 꺼리는 마음 때문이다. 둘째, 며칠 후에 있을 재판 결과를 보고 출소 후 검사를 받고자 결심해서이다. 셋째, 비용이 발생할 것을 우려해 검진을 포기하는 경우이다. 넷째, 문맹으로 글을 쓰지 못하거나 보고전을 써내는 요령을 몰라서이다. 이러한 여러 가지 사정으로 중요 사항이 시의적절하게 의무과장의 손에 전달되지 않게 되면 환자는 의무과장을 만나지 않게 되고 추가적인 정밀 검사나 의료적인 처치가 지체되어 심각한 상황을 맞게 될지도 모른다. 따라서 중요한 사안에 대해서는 환자에게 일임하지 말고 의무관이 직접 의무과장에게 대면을 통해 보고해야 하며 의료진이 주도적인 대처를 할 필요가 있다. 따라서 일차 의료를 담당하는 의무관과 최종 판단을 내려야 하는 의료과장 사이에는 상시적인 의사소통이 매우 중요하다.

5) 검사 결과를 확인하지 않는다

신입 수용자의 혈액검사는 반드시 이상 유무를 확인해 그 결과에 따른 조치가 뒤따라야 한다. '아프면 환자가 진료 신청을 하겠지'라는 생각은 금물이다. 또한 진료를 하다가 혈액검사가 필요한 환자가 있을 수 있다. 이때 검사를 의뢰하면 보통 3일 이내에 결과를 받아볼 수 있다. 그러나 이 역시 마찬가지로 환자가 아파서 나올 때 검사검사 보기로 하고 결과 확인을 미룰 수 있다. 환자가 그때까지 더 악화되지 않고 건강한 모습으로 의사를 만나러 올 것이라는 낙관적인 생각은 위험하다.

6) 처방할 때 과거 진료한 기록을 참조하지 않는다

과기의 역사를 알아야 현재의 사회적 현상을 이해하고 미래를 예측할 수 있듯이 환자의 과거 병력을 완전히 파악할 수 있어야 현재 환자가 호소하는 증상이 무엇 때문인지 그 원인을 하나씩 파헤쳐 나갈 수 있다. 환자가 현재 어떠한 질병으로 무슨 약을 복용하는지는 과거 진료 기록을 통해 알 수 있다. 또한 약물 부작용 병력 또한 놓치지 않고 확인할 수 있다. 이러한 과거 병력에 관한 조사를 일체 무시한다면 의료 소송에 한 발짝 더 다가서게 될 것이다. 추구 검사가 필요한 사항은 다음 진료 때 이를 놓치지 않고 확인할 수 있도록 눈에 잘 띄는 형태로 기록해야 하고, 추후 이루어진 진료에서 이러한 기록을 꼭 확인해 추가적으로 실시되어야 할 검사가 누락되는 일이 없어야 한다.

7) 직접 보지 않고 판단하거나 지시한다

수용자들이 순회 진료부에 진료 요청을 하는 경우는 실제로 진료가 필요한 경우일 수 있지만 진료 외적인 문제로 신청하는 경우가 의외로 많다. 이것은 국가인권위원회 조사에서도 확인할 수 있다. 인권위 구금 실태조사[6]에서 수용자들이 실제로 아프기보다 다른 이유로 의료과 진료를 신청하는 정도를 묻는 설문조사를 직원들을 대상으로 시행한 바 있다. 당시의 답변에서 조금

---

6) 국가인권위원회, 「구금시설 수용자 건강권 실태조사, 인권상황 실태조사 보고서」, 260쪽.

많다(28.3%), 상당히 많다(31.5%) 등으로 실제로 아픈 이유가 아닌 다른 이유로 수용자가 의료과 진료를 신청한다고 생각하고 있었다. 그리고 그 이유에 대해 직원들의 서술형 답변을 살펴보면 '구금 및 거실 생활의 답답함에서 벗어나기', '타 수용자와의 만남', '편익 도모'등 수용 환경 및 처우 불만족을 해소하는 차원이라고 답했다. 이러한 진료 외적인 문제로 진료 요청을 하는 교정 시설 특유의 진료 문화는 비단 한국에만 국한된 현상이 아니고 미국의 교정 시설도 마찬가지이다.

앞서 기술한 바 있듯이 녹스와 셸턴의 연구에 따르면 미국의 경우 매일 전체 수용 인원의 10~30% 수준의 sick call이 발생하고 이 중 40%는 의료적으로 불필요한 요청이라고 말하고 있다.[7] 이러한 이유로 의사 인력이 충분하지 못한 교정 시설 여건에서는 일차적으로 경험이 풍부한 간호사가 의사의 진료가 필요한 환자를 선정하는 과정이 매우 큰 도움이 된다. 진료가 필요한 환자 명단이 제대로 잘 선정되어 의무관에게 전달될 수만 있다면 중요한 환자에게 시간을 집중해 할애할 수 있고 이를 통해 가장 효율적인 진료가 이루어질 수 있다. 정말로 의사의 손길이 필요한 환자에게로 선택과 집중이 될 수 있기 때문이다.

하지만 선정 과정에서 항상 신중해야 할 필요가 있을 것 같다. 불필요한 진료 요청의 환경에 너무 익숙한 나머지 정도를 지나쳐 환자를 보지 않고 판단하고 지시하는 것을 당위로 여기는 분위기가 조성된다면 분명히 문제가 발생할 수 있기 때문이다. 적절한 의사 인력 수급, 불필요한 진료 요청이 없는 수용 환경, 경험이 풍부한 간호사의 의료법과 현행법을 위반하지 않은 범위에서의 진료 보조 행위가 균형을 잘 이루어야 한다. 진료를 보조하는 간호사는

---

7) Michael Puisis, *Clinical practice in Correctional medicine*, pp, 50, 55.

일차적인 선정 작업을 하되 간호사 면허에 부여된 의료 행위 범주를 넘지 말아야 하고, 의사 진료가 필요한 환자는 반드시 진료를 받을 수 있게 조치해야 한다. 이들 중 어느 하나라도 부족할 때 수용자의 건강권은 흔들릴 수 있다.

8) 환자가 자신을 믿고 따르는지 상관하지 않는다

질병이 발생한 원인을 환자 측에서 찾아야 하는 경우가 많다. 예를 들어 당뇨 환자의 경우 약을 잘 복용하고 있는지, 운동은 규칙적으로 잘 하고 있는지, 식이 습관은 잘 지키고 있는지를 파악해야 한다. 그러지 않고 혈당이 상승하면 무작정 혈당강하제 혹은 인슐린 용량만 증가시키려고 급급해서는 안 된다. 알레르기 피부 질환을 가진 환자 역시 자신의 생활 습관에 따라 지속적인 호전과 악화를 반복한다. 악화의 원인이 환자의 잘못된 생활 습관에서 비롯된 것은 아닌지 먼저 확인하고 문제가 있다면 이를 개선하려는 시도가 선행되어야 한다. 만성적인 설사 환자 역시 음식과 밀접한 관련이 있는 경우가 많다. 이처럼 치료가 잘 안 되는 원인을 찾고자 할 때는 환자가 담당 의사의 지시 사항을 잘 따르고 있는지 환자 측 요인을 잘 살펴보는 것이 불필요한 의학적 개입을 막을 수 있는 방법 중 하나이다. 환자의 순응도가 높아질수록 치료 효과 또한 좋아지고 의사와 환자는 신뢰 관계로 맺어지게 되며, 결과적으로 차후에 의료 소송으로 갈 가능성을 낮추게 된다.

9) 어떤 환자든 몇 분만 진료하면 충분하다고 생각한다

환자가 호소하는 증상은 그가 가지고 있는 문제 중 빙산의 일각에 불과할지도 모른다. 또한 자신의 증상 중 핵심 사항을 빠뜨리고 중요하지 않은 증상만을 의사에게 표현하는 경우도 있다. 의사 전달 능력이 떨어지는 고령의 환자, 정신지체 수용자, 한국말 구사 능력이 떨어지고 그래서 쉽게 알아듣지 못하는 외국인 수용자는 대화에 답답함을 느낀 나머지 의사는 서둘러 진료를 마무리 지으려 할지도 모른다. 환자에게 할애하는 시간이 많아질수록, 그리고 많이 듣고자 노력할수록 의사-환자 관계는 좋아질 수밖에 없다. 입이 한 개이고 귀가 두 개인 이유는 말을 많이 하지 말고 더 많이 들으라는 신의 뜻인 것이다.

10) 환자가 불평하거나 사고가 나면 아무 말도 하지 않는다

의료사고에 대처하는 의사의 태도는 몇 가지 유형으로 나타난다. 첫째는 회피성 유형이다. 의료사고가 발생했을 때 피해자와의 만남을 피하면서 문제 자체를 외면하려고 하는 태도이다. 마치 맹수에 쫓기는 타조가 머리를 땅에 처박고 현실을 모면하려고 발버둥치는 모습과 흡사하다. 둘째는 막무가내 유형이다. 문제가 발생했을 때 "아무 잘못이 없으니 알아서 해라"라거나 "법대로 하자"라고 강경하게 대응하는 유형이다. 이러한 두 유형은 환자의 화를 부추기면서 상황을 더욱 악화시킨다. 셋째는 공감 유형이다. 피해자에게 이러한 결과가 발생한 점에 대해 사과하면서 안타까움을 표현한다. 그리고 환자를 어설프게 동정하기보다 공감하는 태도를 보여준다. 수렁에 빠진 친구를 보고 "쯧쯧 불쌍하게 됐네, 조심하지 그랬어"라고 말하는 것은 동정에 가깝다. 하지만 수렁에 빠진 친구를 보고 자신도 같이 구덩이에 들어가 그곳에서 함께 빠져나오도록 도와주려고 노력하는 것이 공감하는 태도이다. 이러한 공감 유형은 사태가 악화되는 것을 방지하는 효과가 있다. 의료 소송으로 가려면 회피 유형과 막무가내 유형으로 대처해보도록 하라.

9. 화가 난 환자는 이렇게 대처하자

대한의사협회 KMA 교육센터(http://edu.kma.org/main/index.asp)에서는 알찬 내용의 사이버 연수 교육을 받을 수 있다. 그중 단국의대 가정의학과 박일환 교수의 '화가 난 환자와의 면담 기법' 편에는 이러한 환자를 상대하는 요령에 내해 교육하고 있는데 이를 아래와 같이 요약 정리했다.

의사에게 '어떤 환자가 가장 어려운 환자인가?'라고 물었을 때 응답자의 50%는 '화를 내는 환자'라고 답변한다. 화가 난 환자를 대하는 바람직하지 않은 대화법이 있는데, 첫째는 환자의 화를 무시하는 것이고, 둘째는 화내는 사람을 회유해 진정시키려는 것이고, 셋째는 같이 화를 내는 것이고, 넷째는 환자의 화에 대해 성급하게 정당하다고 인정하는 것이다. 효과적인 대화의 시작은 공감을 표현하면서 화내는 원인을 규명하는 것이다. 분노하는 환자의 상당수는 불안한 감정의 표출인 경우가 많다는 것을 인식해야 한다.

1) 환자가 화가 난 이유

① 환경적 요인: 복잡하고 환자 중심적이지 않은 시스템
② 환자의 요인: 다른 사람에게 불편한 감정을 다양한 형태로 표출. 발견되지 않은 정신과적 문제(우울, 불안, 알코올 남용, 성격장애)
③ 의사의 요인: 진단이 모호한 경우, 치료에 반응이 좋지 않은 상태로 계속 외래를 방문하는 경우, 치료 계획을 잘 따르지 않은 경우

2) 환자가 화가 난 징후

① 언어적 징후: 목소리가 커진다, 말이 빨라진다, 말이 없어진다.
② 비언어적 징후: 얼굴 표정, 몸짓, 표정

3) 환자 다루기

환자의 감정 반응에 직접 맞서는 것은 금물이다. 환자의 분노를 대면하는 것을 두려워하거나 기피하거나 부정하는 것도 좋지 않다. 의사는 한 걸음 옆으로 비켜서 환자의 감정을 수용하는 것이 중요하다. 실수에 대해서는 진정성 있게 사과한다.

4) 공격적인 환자 대하기 지침

의사는 환자와 다투는 일이 발생하지 않도록 주의해야 한다. 환자가 폭력을 행사할 위험이 있는 상황에서는 혼자 문제를 해결하기보다 다른 의료진의 도움을 청한다. 공격적인 환자를 자주 보게 되는 상황에서는 뾰족한 액세서리 등의 사물은 신체에 상처를 입힐 위험이 크므로 착용하지 않는다. 병원 안에 있는 안전 요원의 연락처를 적어두고, 응급 상황 시 연락이 가능하도록 해둔다.

5) 해결 십계명

① 화난 징후를 파악해 환자가 흥분하고 안절부절못하며 폭발 직전인지를 분간한다.

② 너무 가까이 다가가거나 혹은 너무 멀리 떨어져 있지 않고 안전한 거리
　　를 유지한다.

③ 사소한 신체 움직임도 위협적으로 여겨질 수 있으므로 환자와 불필요한
　　신체 접촉이 발생하지 않도록 주의한다.

④ 화난 환자의 등 뒤에서 이야기하지 않도록 주의한다.

⑤ 화가 났다는 것을 수용해주고 대화할 의향이 있음을 이야기한다.

⑥ 폐쇄형 질문보다 개방형 질문을 사용함으로써 화가 난 환자가 계속 말할
　　수 있도록 격려한다.

⑦ 환자가 분노를 표출하는 순간에 의사는 환자를 제지하거나 중단시키려
　　고 시도하지 않는다.

⑧ 환자가 욕설을 할 때 사용하는 단어에 대해 경고하거나 위협하지 않는다.

⑨ 지킬 수 없는 요구를 할 경우에 의사는 이 요구에 동의할 수 없음을 말
　　한다.

⑩ 의사는 화가 난 환자가 선택할 수 있는 여러 가지 선택권이 있음을 환자
　　에게 설명한다.

10. 의사가 아닌 직원의 업무 범위

　　의무관의 근무시간이 아닌 야간, 주말, 공휴일 등은 의료 공백이 불가피하
다. 이의 해소 방안으로 간호사 면허증을 소지한 자를 대상으로 경력직 공개
채용을 확대 시행해 현재 대부분의 구금 시설 내 의료과에 전문 의료인 자격
증을 가진 직원의 비율이 매우 높아졌다. '형의 집행 및 수용자 처우에 관한
법률' 제36조(부상자 등 치료)에 따르면

① 소장은 수용자가 부상을 당하거나 질병에 걸리면 적절한 치료를 받도록 하여야 한다. <개정 2010.5.4.>

② 제1항의 치료를 위하여 교정시설에 근무하는 간호사는 야간 또는 공휴일 등에 「의료법」 제27조에도 불구하고 대통령령으로 정하는 경미한 의료행위를 할 수 있다. <신설 2010.5.4.>

"대통령령으로 정하는 경미한 의료행위"란 다음 각 호의 의료 행위를 말한다.

① 외상 등 흔히 볼 수 있는 상처의 치료

② 응급을 요하는 수용자에 대한 응급처치

③ 부상과 질병의 악화방지를 위한 처치

④ 환자의 요양지도 및 관리

⑤ 제1호부터 제4호까지의 의료행위에 따르는 의약품의 투여

따라서 경미한 증상을 호소하는 환자에 대해 정복 간호사가 합법적으로 간단한 투약 및 처치를 시행할 수 있다. 사안에 따라 유선을 통해 의무관의 구두 지시를 받아 의약품을 투약할 수도 있는데 주사제 등의 사용은 가급적 삼가는 것이 좋다.

11. 효율적인 순회 진료를 위한 조건

교정 시설 경비 등급별 수용자 처우 등에 관한 지침에 따르면 개방 처우 시

설은 자율 보행 진료가 원칙이고 완화 경비 처우 시설은 동행 진료를 원칙으로 하고 순회 진료를 겸하도록 하고 있다. 중경비 처우 시설은 순회 진료를 원칙으로 한다. 구치소의 경우에는 일반 경비 시설에 준하며 이 역시 순회 진료가 원칙이고 동행 진료가 가능하다.

순회 진료의 가장 큰 목적은 공범 분리 원칙을 지키고자 하는 데 있다. 이러한 목적에도 불구하고 여러 가지 순회 진료의 단점이 지적되고 있다. 예를 들면 어수선한 분위기, 진찰대 등 다양한 의료 기기 부재, 어두운 조명 등이다. 이러한 탓에 진단에 중요한 문진과 시진에 충분한 시간을 할애할 수 없는 경우가 많다. 황달을 진단하고자 할 때는 밝은 조명 아래에서의 진료가 필요하고 복통을 호소하는 환자는 진찰대에 눕혀서 촉진과 타진을 하는 것이 필수적이지만 이러한 여건이 잘 갖추어지지 않은 곳이 많다. 점차적으로 순회 진료 환경에 대한 개선이 필요하고 또한 이를 표준화할 필요가 있다. 또한 순회 진료가 효율적이면서 원활하게 시행되기 위해서는 각 수용동의 담당 근무자가 수용자에게 순회 진료부를 잘 기재할 수 있도록 교육하고 선도하는 역할이 필요하다. 순회 진료부 기재 요령은 다음과 같다.

1) 순회 진료부에 자신의 증상을 정확히 기재해야 한다

정확하게 기재된 환자 증상이 의무관에게 전달될 수 있어야 적절한 진료와 정확한 투약이 이루어져 시간과 인력의 낭비를 막을 수 있다. 예를 들어 '감기약 처방'이라고 적는 것보다 콧물, 인후통 혹은 기침, 몸살 등 주 증상을 정확하게 적는 것이 바람직하다. 타박상을 골절로 적는다거나, 손발이 저린 증상을 마비라고 적는 등 증상을 과장하는 것도 의사와 환자 간 신뢰를 잃게 만드는 요인이다. '전 처방'에서 워낙 다양한 약을 복용한 경우가 많기 때문에 무슨 증상에 대한 약인지를 '고혈압 전 처방', '감기약 전 처방'과 같이 구체적으로 기재해야 한다.

2) 감기와 같은 경미한 증상에 대해서는 약물복용 없이 안정을 취하며 며칠간 지내는 것이 가장 바람직함을 설명할 수 있어야 한다

증상이 없는 피부 질환은 없애려고 노력하기보다 몸에 유입된 독소를 제거하는 과정 중 나타나는 신체 반응일 수 있음을 이해하고 대부분의 증상은 며칠 이내에 저절로 사라질 수 있다는 것을 근무 직원이 먼저 알아야 한다.

3) 진료 신청은 꼭 필요한 경우에만 하도록 유도한다

의학적 개입이 필요하지 않은 진료 환자가 많아질수록 정작 도움이 필요한 환자는 의사의 눈에 띄지 않는 경우가 발생할 수 있다. 최근에 진료가 이루어져 의무관이 상태를 잘 파악하고 있거나 경미한 감기의 경우도 마찬가지이다.

교정 시설 내 환자가 신청하는 순회 진료부 내용을 분석하면 대략 각종 질병의 80%는 자연 치유가 가능한 증상이고 나머지 20% 정도가 의사의 치료와 처방이 필요한 질환이다. 필자가 경험한 바에 따라 질병 전체에 대해 몇 가지 질환을 예로 들어 대략적으로 분류하면 다음과 같다.

1%: 치료 불가능한 병(말기 암)

4%: 대학 병원이나 특수 병원에서 치료 가능한 병(혈액투석, 항암 치료, 장기이식)

15%: 의사의 치료를 받아야 하는 병(급성 충수 돌기염, 골절)

30%: 자가 치료가 가능한 병(1도 화상, 찰과상, 타박상)

50%: 저절로 자연 치유가 되는 병(감기, 단순 설사, 소화불량, 두통, 근육통)

물론 의료진의 인적자원이 충분하다면 모든 환자를 상담하고 설명을 하면 좋겠지만 현실은 그렇지 못하다. 따라서 의사 진료가 필요한 약 20% 환자에게 선택과 집중을 해야만 적절한 조치를 위한 골든타임을 놓치는 일이 없다. GE의 CEO 잭 웰치(Jack Welch)는 "세계 시장에서 현재 1위를 하고 있거나 곧 1위를 할 수 있는 사업을 제외하고는 모조리 때려치워라"라고 했고 손자(孫子)는 "모든 곳을 다 지키려면 모든 곳이 다 약해질 수밖에 없다"라고 함으로써 선택과 집중의 중요성을 강조했다. 수용동 근무자에게 이러한 선택을 기대하기는 다소 무리가 있다. 의무과의 진료 보조 직원과 수용동 근무자 간 지속적인 소통을 통한 공조 체계가 유지될 때 빈틈없는 의료 처우가 실현될 수 있다.

12. 외부 병원 합리적으로 결정하기

외부 병원 후송 진료 결정은 순수하게 의학적 판단으로 결정하면 된다. 의료진이 환자의 수용 처우 등급, 죄명, 재판 상황 등을 고려할 필요는 없다. 외진 시기 및 순서를 정할 때도 오로지 질병의 시급성을 따져 치료가 지연되었을 경우 후유증이 남지 않도록 해야 한다. 즉, 골든타임을 절대로 놓치는 일이 없어야 한다. 다만 병원을 선택해야 할 경우 몇 가지 고려해야 할 점이 있다. 원칙적으로 외부 병원을 선택할 때는 수용자 의료 관리 지침 제15조 제1항에 따른다.

제15조(외부의료시설의 진료 허가) ① 소장이 「형의 집행 및 수용자의 처우에 관한 법률」 제37조 제1항에 따라 의무관의 의견을 들어 외부 의료 시설 진료를 허가할 때에는 의료 설비, 진료 과목, 계호 조건 등을 고려하여 해당 교정 시설 인근의 의료 시설로 결정한다. 다만, 인근 병·의원에 해당 진료 과목이 없거나 기타 부득이한 사유가 있는 경우는 예외로 한다.

이러한 원칙이 있음에도 현실적으로 어려운 점이 매우 많다. 인근에 협력 병원으로 지정된 병원에서 진료받도록 하는 것이 원칙이나 다음과 같은 경우 주의가 필요하다. 항암 치료 도중 구속된 환자, 장기이식 후 상태로 정기적으로 병원을 방문해 검사 후 면역억제제를 처방받아 복용하는 환자, 모든 검사가 종료되고 수술 날짜를 잡은 상태에서 구속된 환자, 특히 악성종양, 장기이식같이 수술 난이도가 높은 질환의 경우 병원을 결정하는 데 신중을 요할 필요가 있다.

68세 남자 수용자로 만성 신부전과 신장암으로 신장이식수술을 받고 면역억제제를 복용하던 중 입소한 환자가 있었다. 의료진은 인근 협력 병원 진료를 권유했고 환자는 원래 다니던 서울 모 대학 병원을 고집하다 끝내 면역억제제 복용을 거부하고 단식투쟁을 하다 신장 기능이 나빠지는 일이 발생했다. 결국 환자가 원하던 병원에 일주일간 입원했고 신장 조직 검사까지 했다. 몇 배의 계호 부담과 비용이 발생하는 결과가 된 것이다. 병원 선택의 경우 원칙을 고수하는 것도 중요하지만 상황에 따라 유연성을 가지고 대처하는 자세가 필요하다.

13. 이럴 땐 자비, 저럴 땐 국비

외부 병원 치료비를 자비로 할 것인지 국가 비용으로 할 것인지를 판단하는 문제는 어려운 문제처럼 보이나 순수하게 의학적인 관점에서 해법을 찾고자 하면 의외로 간단한 문제이다. 환자의 질병이 의무관이 치료할 수 있는 데도 환자가 외부 병원을 원할 경우 자비로 외부 병원 치료비가 지불되어야 한다. 교정 시설 내 질병 치료가 불가능하고 치료가 지연되었을 경우, 합병증이나 후유증이 발생할 수 있다고 생각되는 경우, 환자가 치료 비용에 대한 지불 능력이 없다고 하더라도 국가 비용으로 치료해야 함이 당연하다.

수용자 의료 관리 지침 제15조 제2항에 따르면, 소장은 다음 각 호에 해당하는 경우에 가족의 진료 신청서 또는 수용자의 진료를 원하는 보고문 등에 의해 자비 치료의 진의와 부담 능력 등을 확인한 후 '형의 집행 및 수용자의 처우에 관한 법률' 제38조에 따라 의무관의 의견을 고려해 외부 의료 시설 진료를 허가할 수 있다.

① 질병·부상의 진료를 직접 목적으로 하지 않는 경우
② 외부 의료 시설 진료를 받지 않아도 수용 기간 중 현저히 병세가 악화될 가능성이 낮은 경우
③ 보조기, 보청기, 안경, 콘택트렌즈 등 보장구류를 구입하는 경우
④ 치과 보철 및 단순 진단을 위한 MRI, CT 촬영 등의 검사를 받는 경우
⑤ 교정 기관 내에서 실시할 수 있는 검사 및 진료를 받고자 하는 경우
⑥ 교정 기관에서 제공하는 기본 예방접종 및 건강검진 이외의 예방 진료를 받는 경우
⑦ 기타 건강보험 적용 대상이 아닌 경우

14. 최근 의료 소송에 대한 법원 판례 특징

교정 시설이 특수한 환경이라는 점을 고려하지 않고 일반 병원과 동일한 기준을 적용하고 있다는 점이 최근 의료 관련 소송 발생 시 법원 판례의 특징이다. 중요한 쟁점 사항으로는 주의 의무를 다했는지와 적절한 치료와 의학적으로 필요한 조치를 이행했는지의 여부를 따지고 있다. 예를 들어 당뇨병성 망막증으로 인한 실명 사례 소송에서 재판부는 다음을 문제로 삼았다. 첫째로 고혈압, 당뇨환자의 경우 평소 정기적인 혈압과 혈당 측정이 이루어졌는지의 여부, 둘째는 안과와 관련된 증상을 호소했을 때 적절한 원내 진료가 이루어졌는지의 여부, 셋째는 증세 호전이 없을 시 추가적인 조치와 외부 진료가 적절하게 이루어졌는지 여부를 의료진에게 물었다.

또 다른 예로 무릎관절 후유 장애에 대한 소송이다. 이 환자는 평소 무릎 통증을 호소해 간헐적인 약물복용을 하던 환자로 어느 날 무릎이 삐끗하면서 통증이 악화되었다. 이 환자는 출소 후 무릎에 후유 장애가 남았다는 소송을 제기했는데 다음 사항에 대해 조사했다. 진료를 신청했을 때 적절한 진료가 이루어졌는지의 여부, 부상 직후 엑스레이 촬영 및 부목 고정 등 필요한 조치가 행해졌는지와 무릎 사용을 금지하도록 하는 등의 교육이 이루어졌는지 등을 물었다. 환자가 진료를 거부했다거나, 순회 진료 중에 운동을 나간 사실이 있다거나, 의사의 지시 없이 임의로 부목 고정을 해제하는 등 환자 측이 부주의했던 행위가 진료 기록으로 남아 있었다면 분쟁이 발생했을 때 의료진에게 도움이 될 수 있었을 것이다. 재판부는 의무 기록에 없는 것은 의료진이 하지 않은 것으로 판단한다. 각종 처지와 환자에게 전달했던 주의 사항 등은 반드시 기록하는 습관을 갖자.

15. 고령 수용자 이해하기

65세 이상 인구가 총인구 중 차지하는 비율이 7% 이상일 때 고령화사회, 14% 이상일 때 고령사회, 20% 이상일 때를 초고령사회라고 한다. 한국은 2000년에 노인 인구가 전체 인구의 7%로 이미 고령화사회에 이르렀고 2018 년에는 14.3%로 고령사회가 되며 2026년에는 20.8%에 도달해 초고령사회가 될 전망이다.

대검찰청의 '범죄분석' 자료에 따르면 한 해 적발된 범죄자 중 범행 당시 나이가 60대 이상인 사람이 전체 범죄자 중 차지하는 비율은 1985년 1.9%, 2000년 2.5%, 2005년 3.8%, 2008년 4.9%, 2010년 6%, 2012년 6.6%, 2013 년 7% 등으로 꾸준히 증가하고 있는데 이것은 한국의 인구 고령화 추세와 맞물려 있다고 할 수 있다. 교정 시설에서 노인 수용자의 의료 처우는 다른 연령 대에 비해 다음과 같은 여러 가지 이유로 어려운 부분이 많다.

첫째는 나이가 증가할수록 악성종양 등 여러 가지 질병이 있을 가능성이 많다. "65세 이상 노인들 85%는 하나 이상의 만성질환을 가지고 있고, 30%는 3 개 이상의 만성질환을 가지고 있다. 동시다발적인 문제들은 여러 면에서 진료를 복잡하게 한다."[8] 환자가 가진 만성질환이 많을수록 복용하는 알약의 숫자도 이에 비례해 많아져 약물에 의한 부작용 가능성은 더욱 높아진다.

둘째는 대부분 골다공증이 있어서 우발적 사고로 인한 골절 가능성이 높고 이 연령대에서 가장 많은 사망 원인으로 꼽히는 뇌혈관 질환도 구금 스트레스로 인해 급성 악화 가능성이 상존한다.

셋째는 이러한 이유로 노인 의료비가 건강보험 지출에서 차지하는 비중이

---

8) 대한가정의학회, 『가정 의학』(1997), 187쪽.

높을 수밖에 없는데 건강보험심사평가원이 2015년 상반기 진료비 심사 실적을 분석한 '2015년도 상반기 진료비 통계지표'에 나온 자료는 이를 뒷받침하고 있다. 이에 따르면 65세 이상 인구는 전체 건강보험 적용 인구의 12.2%에 지나지 않지만 진료비에서 차지하는 비중은 1/3 이상 36.3%로 전년 동기 대비 11.1% 증가한 것으로 집계되었다.

넷째는 노인 환자의 경우 자신의 증상을 제대로 설명하지 못하고 전형적인 징후가 아닌 비전형적이고 변형된 징후를 보이는 경우가 많아 진료하는 의사를 곤란한 상황에 빠뜨리기도 한다. 예를 들면 비전형적인 급성 충수 돌기염 징후는 대수롭지 않은 복통으로 간과하기 쉽고 비전형적인 증상을 보이는 심근경색증은 기능성 위 장관 질환으로 오인하기 쉽다. 폐렴이 생겼음에도 발열이나 기침 등 사전 징후가 없이 갑자기 병세가 악화되기도 한다.

다섯째는 우울증, 치매가 동반되는 경우가 많은데 구금 환경 자체가 인지 기능 저하를 가져오기 쉽다. 우울증이 심해져 기억력이나 인지 기능이 일시적으로 급속히 저하되어 치매 증상을 보이는 경우가 있는데 이를 가성 치매라고 한다. 난청으로 인해 대화가 곤란해 치매로 오인되기도 하고 본인이나 가족도 인지하지 못하는 혈관성 치매가 경미하게 진행된 경우도 있다. 혈관성 치매의 경우 인지 기능 장애가 심한 알츠하이머 치매에 비해 증상이 경미하다. 알츠하이머 치매 환자의 경우 더욱 면밀한 관찰이 필요하다. 치매는 특성상 익숙한 환경에서 생활하는 것이 가장 이상적이라 할 수 있고 갑작스러운 환경 변화는 상태를 악화시킬 수 있는 주요 요인이 된다. 수용 공간 자체가 낯선 환경이고 모르는 타인과 함께 생활해야 하는 공간이므로 치매라는 질병 경과에 안 좋은 영향을 미친다.

이러한 다양한 수용 환경 변화로 인해 때때로 식사와 치매 조절 약 복용을 거부하기도 하고 야간에 괴성을 지르는 등 이상행동을 보이는 섬망(Delirium)

증세가 나타나는 경우도 있다. 주사에 대한 두려움으로 수액 치료도 거부하는 경우는 혈액검사로 추적 관찰을 해야 하며 탈수로 인한 급격한 건강 악화를 사전에 인지해 구속(형) 집행정지를 적극적으로 검토해야 한다. 마지막으로는 노인에게 흔한 치주질환이 혈액을 만성 염증(Chronic inflammation) 상태로 만들어 뇌혈관과 심혈관을 포함한 각종 혈관에 질병을 가져오고 치주질환이 치아의 상실로 이어져 저작 기능이 약화되면 노쇠화를 재촉해 삶의 질을 저하시킨다. 최근에는 치주질환이 우울증은 물론 인지기능 저하와도 밀접한 관련이 있는 것으로 밝혀지고 있다. 이러한 이유 때문에 노인 수용자를 제대로 교육하고 치료할 수 있는 전문 노인 수용 시설의 필요성이 제기되고 있다.

16. 수용 생활 가능 여부를 객관적으로 평가하기

인간의 수명이 늘면서 질병이나 부상으로 인해 여생을 건강하지 못한 상태로 보내는 사람이 점차 늘어나면서 덩달아 이러한 수용자도 더욱 늘어날 것으로 예상된다. 교통사고나 뇌졸중 등으로 지체 장애가 있는 수용자의 건강 상태를 파악해 관리하면 여러모로 도움이 된다. 건강 상태 평가 도구 중 널리 사용되는 방법이 ADL(Activities of Daily Living)이다. 화장실 이용, 목욕, 옷 입기, 식사, 침대나 의자에서 앉았다 일어나는 데 필요한 도움 요청에 따라 점수가 매겨진다.

수정바델지수(MBI: Modified Barthel Index)는 이를 더욱 구체화 및 점수화해 장애 정도를 평가한다. MBI 점수 70~96점은 경증, 54~69점은 중등, 53점 이하인 경우를 심한 일상생활 동작 수행 장애가 있는 것으로 판단한다. 심한 장애가 있는 환자의 경우 구속 혹은 형 집행정지를 건의할 때 이 MBI 점수를

〈표 6-1〉 보행 및 일상생활 동작 평가(MBI)

평가 항목 ＼ 수행 정도	전혀 할 수 없음	많은 도움이 필요	중간 정도 도움이 필요	경미한 도움이 필요	완전히 독립적으로 수행
개인위생1)	0	1	3	4	5
목욕(bathing self)	0	1	3	4	5
식사(feeding)	0	2	5	8	10
용변(toilet)	0	2	5	8	10
계단 오르내리기 (stair climb)	0	2	5	8	10
착·탈의(dressing)2)	0	2	5	8	10
대변조절(bowl control)	0	2	5	8	10
소변 조절 (bladder control)	0	2	5	8	10
이동 (chair/bed transfer)3)	0	3	8	12	15
보행(ambulation)	0	3	8	12	15
휠체어 이동 (wheelchair)4)	0	1	3	4	5

주: 1) 세면, 머리 빗기, 양치질, 면도 등.
 2) 단추 잠그고 풀기, 벨트 착용, 구두끈 매고 푸는 동작 포함.
 3) 침대에서 의자로, 의자에서 침대로 이동, 침대에서 앉는 동작 포함.
 4) 보행이 전혀 불가능한 경우에 평가.
자료: 보건복지부 고시 제2013-56호.

활용한다면 더욱 객관적이고 정확한 정보를 재판부나 형 집행정지 심의위원회에 제공할 수 있을 것이다.

17. 고혈압, 당뇨 환자의 건강관리

교정 시설에서 고혈압, 당뇨 환자를 정기적으로 관리하는 일은 중요한 업무 중 하나이다. 이 두 질환은 심혈관 질환과 뇌혈관 질환 같은 응급 상황을 초래하는 기저 질환이다. 나중에 응급 상황이 초래된 이후 정기적으로 혈압과 당뇨가 체크되었는지를 역으로 추적해 그렇지 못했을 시 이를 문제 삼는 경우도 있기 때문에 이들 환자를 평소에 철저하게 관리할 필요가 있다.

고혈압과 당뇨는 생활 습관 병 중 하나로 말 그대로 잘못된 생활 습관에서 비롯된다. 고혈압은 혈액에 노폐물이 많아 탁해지거나 수도관처럼 혈관에 찌꺼기가 많아 길목이 좁아지게 되면 손끝, 발끝까지 혈액이 도달하기가 쉽지 않게 된다. 그래서 압력을 높일 필요가 있는데 이것은 곧 우리 몸을 보호하기 위한 생존 반응이다. 따라서 고혈압의 근본적인 치료는 수도관을 깨끗하게 청소해 혈액을 맑게 만드는 것으로 이러한 근본적 해결 없이 항고혈압제로 혈압만 떨어뜨리는 것은 옳지 않다.

유전자가 고혈압 발생에 기여하는 비율은 약 5% 미만이라고 알려지고 있고 당뇨의 경우는 5~10% 정도에 지나지 않은 것으로 알려져 있다. 결국 고혈압과 마찬가지로 당뇨병도 유전적인 원인보다 살면서 노출된 대기오염과 식습관에 의한 여러 가지 화학물질이 중요한 역할을 한다고 할 수 있다.

당뇨를 치료할 때는 먼저 환자의 식습관과 생활 습관을 꼼꼼히 체크해 잘못된 점이 없는지 살피는 것이 치료의 첫걸음이다. 생활 습관 병을 치료하는 주체는 의사가 아닌 환자 자신이 되어야 하고 의사는 옆에서 조언하는 역할에 지나지 않다는 사실을 환자에게 설명해 잘못된 행동에 변화를 가져오게 하는 것이 필요하다. 이것이 곧 인지행동치료라 할 것이다.

18. 집행정지 신청 절차

'형의 집행 및 수용자의 처우에 관한 법률 시행령' 제21조(형 또는 구속의 집행정지 사유의 통보)에 따르면 "소장은 수용자에 대하여 건강상의 사유로 형의 집행정지 또는 구속의 집행정지를 할 필요가 있다고 인정하는 경우에는 의무관의 진단서와 인수인에 대한 확인서류를 첨부하여 그 사실을 검사에게, 기소된 상태인 경우에는 법원에도 지체 없이 통보하여야 한다." 이때 집행정지를 승인하는 주체는 미결 수용자의 경우는 판사가, 기결 수용자의 경우는 검사가 그 주체가 된다.

집행정지 신청은 환자인 수용자와 가족이 변호사를 통해 신청하는 경우도 있고, 수용 생활이 더 이상 곤란하다고 판단되는 경우는 의무관의 의견을 고려해 수용하는 기관에서 건의할 수도 있다. 미결 수용자의 경우 무죄 추정 원칙에 의거해 상당 기간 입원 치료가 필요한 때 비교적 쉽게 집행정지 결정이 내려진다. 하지만 형 집행정지는 생명이 위급한 경우를 제외하고는 매우 까다로운 심사를 거쳐야 한다. 2015년부터는 사회 유력 인사에 대해 형 집행정지가 남용되고 있다는 지적에 따라 이를 방지하기 위해 학계와 시민단체 등 외부 인사를 포함한 10명의 위원회로 구성된 심의회의 의결을 거쳐야 형 집행정지가 결정된다. 이 '형 집행정지 심의위원회'는 각 지방 검찰청에서 위촉해 운영한다.

그리고 2016년 1월 1일부터는 이를 더욱 보완해 각 교정 기관마다 '수용자 의료 처우 심의회'를 두도록 하는 내부 규정을 마련했다. 이에 따르면 사회 물의 사범, 중요 경제 사범, 사회적 유력자 등에 대해 형 집행정지를 검찰청에 건의하기 위해서는 의사 면허가 있는 외부 전문위원 2인 이상을 포함한 각 교정 기관의 '수용자 의료 처우 심의위원회'의 심의를 거쳐야 하는데 건강상의 문제로 수용 생활이 가능한지 여부를 사전에 검토하도록 하는 것이다. 4인 이상의 의료 전문가로 구성된 심의회에서 수용 생활이 불가능하다는 판단이 내려지면 해당 기관의 교도관 회의에서 이러한 전문가 의견을 참고해 검찰청에 집행정지 건의 여부를 결정한다. 검찰청의 '형 집행정지 심의회'에 상정하기 전 미리 해당 수용 기관의 '수용자 의료처우 심의회'의 의결을 한 단계 더 거치도록 함으로써 좀 더 투명하고 공정한 의료 처우를 확보하기 위한 방안을 마련한 것이다.

19. 집행정지 후 인수자가 없을 경우

감염성 질병이나 위중한 질병으로 출소를 앞둔 수용자가 출소 이후에도 지속적인 치료를 받아야 함에도 거주할 곳이나 연락되는 가족이 없는 상황이 있을 수 있는데 이러한 경우 당황할 수밖에 없다. 이렇게 의탁할 곳이 없는 수용자의 경우 출소하면 생명을 잃게 될 수밖에 없다. 설사 생명에 지장이 없다고 하더라도 노숙자로 전락하거나 생계형 범죄를 저질러 다시 교정 시설에 수감되는 현상이 반복해 발생한다. 따라서 출소 후 생활이 어려운 자를 구제하기 위한 기초생활보장사업의 일환으로 '교정 시설 출소자에 대한 특별연계보호 방안'[9]이 있는데 이를 요약하면 아래와 같다.

1) 주거가 있는 경우

주거지(주민등록지) 시장, 군수, 구청장이 보장 기관이 된다. 출소자가 주거지와 다른 지역 의료 기관에 입원한 상태인 경우에도 주거지 시장, 군수, 구청장이 보장 기관이 된다. 보장 기관은 주거는 있으나 가족이 인수를 거부, 기

---

9) 보건복지부, 「국민기초생활보장사업안내」(2014), 281~289쪽.

피하는 경우 보장 시설 등에 위탁해 보호할 수 있다. 보장 기관은 이들을 보장 시설 등에 위탁해 보호하는데 보장 시설이라 함은 노인(65세 이상), 장애인, 아동, 정신 질환자 등을 위한 사회복지 시설과 법무 보호 공단, 노숙인 자활 시설 등 주거 생활 시설을 말한다. 다만 이런 시설에 입소를 원하지 않는 경우 정신 질환자, 의사 무능력자를 제외하고는 강제할 수 없다.

2) 주거가 없는 경우

실제 주거지(교정 시설 소재지 등)의 시장, 군수, 구청장이 보장 기관이 된다. 주거가 없는 출소자가 의료 기관에 입원한 경우 의료 기관 소재지의 시장, 군수, 구청장이 보장 기관이 된다.

3) 위탁 보호 절차

출소자는 보장 기관에 보장 시설 입소 신청서를 제출해야 하며 보장 시설의 장은 보장 기관에게서 위탁 보호 요청을 받은 때는 정당한 사유가 없는 한 이를 거부해서는 안 된다.

구금 시설에서 입원된 상태로 출소하게 될 경우 소재지의(주거지가 있는 경우와 없는 경우 참조) 시장, 군수, 구청장에게 국공립병원 혹은 노인 의료 복지 시설 입소 신청서를 제출 후 입소한다. 보건복지부 사이트의 현황·통계 항목에서 2014년 12월 말 기준 전국 국공립병원(시, 군, 구, 도립병원 및 요양병원) 213개소를 확인할 수 있다. 이 외에도 정부 인가를 받고 사회복지 단체에서 운영하는 복지시설에 인계하는 경우도 있다.

필자가 경험했던 환자를 예로 들면 노역(勞役)으로 입소한 알코올 중독 환자가 위중한 질병으로 수용 생활이 불가능해 노역 집행정지를 건의했고 즉시 집행정지 결정이 내려졌던 경우였다. 그러나 가족이 신병 인수를 포기해 보장 시설에 인계해야 했다. 시청에 보장 기관 및 보호 시설 위탁 보호를 요청한 결과 긴급 지원은 ㅇㅇ구청, 기초생활보호대상자 지정은 ㅇㅇ시에서 하기로 합의가 되었으나 최종적으로 보장 시설 입소 대상자가 아니라는 보건복지부 사회복지징책실 답변을 받았다. 즉, 대상자는 65세 이상 노인, 장애인, 아동, 정신 질환자로 한정되며 이 환자의 경우 57세로 연령 미달이라는 것이다. 우여곡절 끝에 정부 인가를 받은 지방의 한 사회복지 단체 병원으로 후송했다. 인수자가 없을 경우 이러한 방식으로 신병을 인계하는 방법을 알고 있다면 크게 당황하지 않을 것이다.

20. 지역사회와 연계한 에이즈, 결핵 관리

신입자 선별 검사에서 인간 면역결핍 바이러스(HIV: Human Immunodeficiency Virus) 양성이 나오는 수용자가 종종 있다. 이는 확진 검사가 아니므로 일단 HIV 감염인 번호가 부여되어 있는지를 주소지 관할 보건소에 문의하고 관리 번호가 없다면 확진 여부를 확인하기 위해 각 지역에 있는 보건환경연구원에 정밀 검사를 의뢰하게 된다. 이후 신규로 확진 판정을 받으면 보건소에서 의료진이 파견되어 역학조사가 이루어진다. HIV 환자는 입소, 출소, 이입, 이송시마다 관할 보건소 담당자와 통화한 후 현재 위치를 고지하고 기관장 결재 후 대외비로 질병관리본부(HASNet)와 주소지 관할 보건소(기결은 시설이 위치한 보건소)에 등기로 보내 신고한다.

HIV를 제외한 폐결핵과 같은 법정 감염병 신고 대상 질환은 질병통합관리

시스템(http://is.cdc.go.kr/)에서 입력해 신고한다.[10] 질병통합관리시스템을 이용하기 위해서는 사용자 가입을 해야 하는데 이를 위해 건강보험심사평가원에 구비 서류(사업자 등록증, 의료 기관 개설신고필증)를 준비해 요양 기관 번호를 발급받고 사용자 등록 후 이용한다.

질병통합관리시스템을 처음 사용하면 익숙하지 않아 번거롭게 느껴질 수 있으나 수용 시설과 시, 도, 주소지 관할 보건소, 수용 시설 소재 보건소가 서로 긴밀하게 연계해 감염병 환자를 체계적·통합적으로 관리할 수 있어 추적 관리가 용이하고 중간에 치료가 중단되는 것을 예방할 수 있는 등 이점이 있다. <그림 6-5>는 2012년 3월 15일부터 6월 17일까지 발생한 구금 시설 내

〈그림 6-5〉 질병보건통합관리시스템

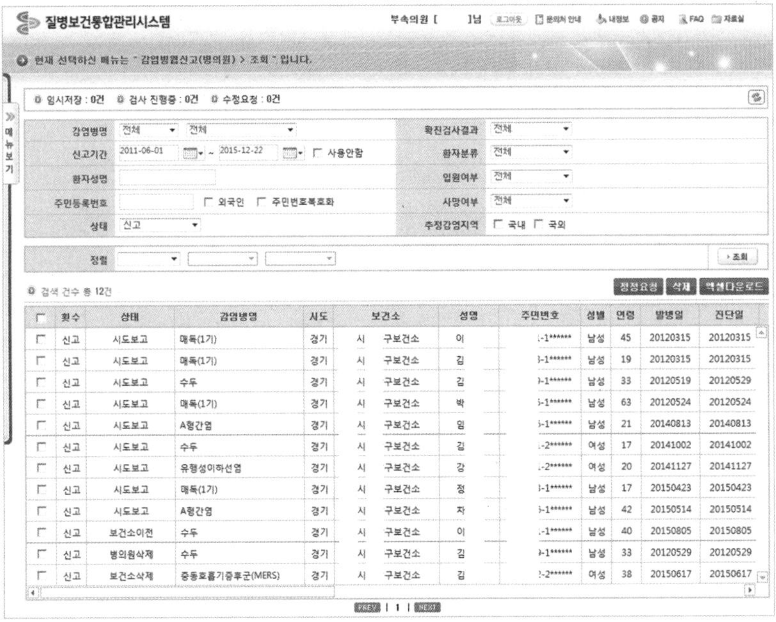

----
10) 질병관리본부, 「HIV/AIDS 관리지침」(2012), 49쪽.

〈그림 6-6〉 수용 기관의 전출입 신고 화면

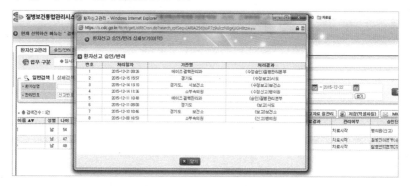

관할 보건소로 이첩되어 지속적으로 관리된다. <그림 6-6>은 2015년 12월 8일 수용 기관에서 환자가 전출입 신고가 되면 시, 군 보건소를 거쳐 질병관리 본부 에이즈·결핵관리과까지 승인 절차가 진행되는 것을 보여주고 있다. 기타 여러 가지 문의 사항 등은 발생 시 관할 보건소와 수시 연락을 취해 상호 긴밀 한 협조 체계를 유지하게 된다.

제7장

의료인을 위한 필수 임상 실무 20선

1. 걸어 들어오는 모습을 보는 것이 진료의 시작

환자의 진료는 시진(보고), 문진(듣고), 청진(호흡음과 심음 듣고), 촉진(만지고), 타진(두드리고), 이학적 검사, 혈액검사 등의 순서로 이루어진다. 이 중 가장 중요한 것이 문진(병력 청취)이라고 앞에서 말했으나 시진도 이에 못지않게 중요한 진료 행위이므로 절대 무시해서는 안 된다.

먼저 시진은 환자가 진료실로 들어오는 모습을 지켜보는 것부터 시작된다. 이것만으로도 환자에 대한 많은 정보를 얻을 수 있다. 휠체어에 의지해야 이동이 가능한가? 다리를 절룩거리지는 않는가? 자신의 몸을 주체 못 할 정도로 휘청거리지는 않는가? 얼굴 표정이 우울해 보이는가? 환자가 불안해 하고 있지는 않는가? 혈색이 많이 창백해 보이지는 않는가? 눈동자 혹은 피부 색깔이 유난히 노랗게 보이지는 않는가? 등을 짧은 시간에 놓치지 않고 파악해야 한다. 시진만으로도 수용 생활 초기(특히 2, 3일 이내)에 수용자의 신체적·심리적 불안정 상태로 인해 발생하는 응급 상황을 사전에 감지하도록 하는 많은 단서를 얻을 수 있다. 이러한 시진 과정은 불과 1~2분 안에 완료된다. 그러나 일부 의사는 컴퓨터 화면에 눈을 빼앗겨 이 골든타임을 흘려보내기도 한다.

이어서 문진을 통한 병력 청취를 하게 되는데 환자의 과거 병력을 자세히 청취하는 것이야말로 현재 환자 상태를 진단하기 위한 필수적인 과정임은 의사라면 누구도 부인할 수 없다. 병력 청취 과정에서 현재 환자에게 발생한 문제 원인뿐 아니라 해결책도 함께 찾고는 한다. 그러나 각종 검사 기구와 다양한 검사 기법 발달은 의사가 시진과 문진에 할애하는 시간을 줄이는 대신 의료 장비의 검사 결과와 검사 수치에 대한 의존도를 높인다. 자신이 직접 보고 듣는 것을 믿으려 하기보다 기계의 검사에 더 의존하고 검사 결과 해석을 더 신뢰하려는 것은 주객이 전도된 것이다. 다시 한 번 강조하건데 환자를 처음 대면하는 순간을 놓치지 말고 주의 깊게 환자를 관찰하고 이를 통해 환자에 대한 자신만의 직감 능력을 키우는 데 노력해야 한다.

2. 생체 징후와 체중 측정의 중요성

인간의 생명을 유지시키는 가장 중요한 네 가지 징후를 생체 징후 혹은 활력 징후라고 하며 혈압, 맥박 수, 체온, 호흡수로 이루어진다. 이는 진료할 때마다 통상적으로 측정되는 검사이고 그 이상 유무를 반드시 확인하고 기록해야 한다. 이때 과거 병력에 당뇨가 있는 경우 혈당 측정기로 혈당도 함께 측정이 된다. 이학적 검사와 함께 생체 징후를 파악하는 것은 환자 대면 이후 일반적으로 15분 이내에 이루어진다. 이들 검사가 짧은 시간 내에 이루어짐에도 환자가 응급을 요하는 상태인지를 판단할 수 있도록 한다.

그다음으로 체중 측정을 하는데 신입 진료 당시 기록한 체중이 나중의 체중 변화에 기준이 된다는 점에서 체중 측정은 매우 중요한 작업임을 명심하고 소홀히 여겨서는 안 된다.

추후에 입소 당시보다 체중이 늘어난 경우는 대부분 영양 과잉으로 인한 비만과 부종 때문이다. 비만은 환자의 식습관을 분석해 영양 과잉과 운동 부족에 의한 것임을 인식시키고 스스로 치료할 수 있도록 돕는다. 부종의 원인은 만성 콩팥 병, 간 경변, 심부전, 여성의 경우는 특발성 부종이 많다. 혈액검사 등을 통해 원인을 파악한 후 적절한 약물 치료를 한다. 입소 당시보다 체중이 얼마나 늘었는지가 부종의 양을 가늠하는 척도이며 초기 이뇨제 용량을 정하게 된다. 치료 반응을 보기 위해 매일 체중을 측정해 약물 용량을 조절하는데 부종은 급속한 감량보다는 하루 0.5~1kg씩 천천히 줄여야 한다.

반면, 환자가 체중 감소를 호소할 때는 갑상선 질환, 당뇨병, 요독증, 우울증, 정신 분열증, 악성 종양, 만성적 약물중독 등을 의심해야 한다. 특히 우울증의 경우 정신과 질환 중 체중 감소를 초래하는 가장 빈도가 높은 질환으로 전체 체중 감소를 호소하는 환자 중 10% 이상을 차지할 만큼 흔한 원인 질환이다.

3. 잠복 결핵 감염자 관리 어떻게 극복할까

일반인와 비교해 수용자는 HIV, B형 간염 바이러스(HBV: Hepatitis B Virus), C형 간염 바이러스(HCV: Hepatitis C Virus), 폐결핵, 옴, 사면발이 등 감염성 질환에 이환되어 있을 확률이 매우 높다. 특히 노역수, 알코올 중독자, 주거 불명 노숙자 등은 영양 상태가 불량해 폐결핵 등 각종 질병에 노출되어 있으므로 입소 초반 돌발 상황에 대비할 수 있어야 한다.

질병관리본부 자료에서도[1] 이를 확인할 수 있는데 2009년 노숙인 폐결핵 유병률 및 결핵 감염률 조사 결과에 따르면 노숙인 폐결핵 유병률이 일반인 유병률 0.23%에 비해 25배 높은 5.8%로 나타났고 잠복 결핵 감염률도 75.8% 로 매우 높게 나타났다. 따라서 수용 기간 이들 환자를 관리하고 치료하는 일은 매우 중요한 일이다.

그러나 폐결핵 환자를 치료하고 관리하는 일은 매우 어려운데 그 이유는 일단 치료를 시작하면 6개월 이상 약을 복용해야 하므로 치료 시작을 결정할 때 매우 신중해야 하고 치료 도중 출소하게 되어 약 복용을 중단하게 되면 다제내성 결핵(슈퍼 결핵)에 빠질 우려도 높은 데 있다. 또한 밀폐된 공간은 질병의 전파 가능성을 높이므로 접촉자가 발생하지 않도록 신경을 곤두세워야 한다.

구금 시설 내 결핵 유병률은 구금 시설 밖 지역사회보다 10~100배 정도 높다. HIV 양성인 결핵 감염자는 HIV에 감염되지 않은 사람들보다 활동성 결핵으로 발전할 가능성이 100배 이상 높다.[2]

따라서 환자를 조기에 발견해 격리하고 후속적으로 밀접 접촉자에 대해 필요한 의료 조치를 해 질병이 전파되는 것을 막아야 한다. <표 7-1>은 활동성 폐결핵이 발생하기 쉬운 고위험군을 보여주고 있다. HIV, 만성 신부전, 당뇨, 면역억제제 복용자, 위 소장 수술 후 상태, 장기 이식 수술 후 환자 등은 그렇지 않은 환자에 비해 2배에서 100배까지도 상대적 위험도가 증가한다.

따라서 활동성 폐결핵 환자는 면역력이 극히 저하되어 있는 중증 환자가 집거되어 있는 병동에 함께 수용되는 것은 부적당하므로 기관마다 전염성 환자를 관리하기 위한 별도의 독립된 격리 수용동을 갖추는 것이 필요하다.

1) 질병관리본부, ≪주간 건강과 질병≫, 제6권 제2호(2013), 25쪽.
2) 세계보건기구, 『WHO 구금시설 건강권 보장을 위한 지침서』, 박광선 외 옮김(2009), 75쪽.

〈표 7-1〉 위험 요인에 따른 활동성 폐결핵 발생의 상대적 위험도

위험 요인	상대적 위험도(relative risk/ odds: old infection=1)[3]
최근 감염(1년 미만)	12.9
섬유화된 병변(자연 차유)	2~20
동반 질환	
HIV 감염	100
규폐증	30
만성 신부전/ 혈액투석	10~25
당뇨	2~4
정맥주사용 약물 사용자	10~30
면역억제제 치료자	10
위절제술	2~5
소장 바이패스 시술	30~60
장기이식 수술 후 상태	20~70
영양 결핍, 심한 저체중	2

자료: Kasper Hauser, Braunwald Longo and Fauci Jameson, *Harrison's Principles of Internal medicine* (16th ed.)(McGraw Hill Medical, 2005), p. 955.

또한 치료받지 않고 자연 치유된 비활동성 폐결핵 환자 중 구금 스트레스로 인해 면역 기능이 저하되어 수용 생활 도중에 활동성 폐결핵으로 바뀌는 경우가 왕왕 있다. 당뇨 환자, 스테로이드 약물 같은 면역억제제 복용자, 위절제술을 받은 환자, 항암요법 중인 환자 등이 그럴 가능성이 높은 환자군으로 입소 당시 흉부 엑스선 판독상 비활동성 폐결핵이라 하더라도 안심하지 말고 치료를 적극 고려해야 하고 치료를 하지 않더라도 정기적으로 이상 유무를 확인하기 위해서는 격리 수용 등 결핵 환자에 준해 별도 관리하는 것이 좋다. 치료 도중 출소하게 될 경우 끝까지 치료가 완료될 수 있도록 반드시 환자를 교육해야 하고 주거지 보건소에 인계될 수 있도록 조치해야 한다.

---

3) 상대적 위험도(relative risk)란 '과거 잠복 결핵 감염=1'이라 했을 때 활동성 결핵이 발생할 확률을 말한다. 즉, HIV의 상대적 위험도가 100이라 함은 과거 잠복 결핵 감염이 되어 있는 상태보다 활동성 폐결핵이 발생할 가능성이 100배가 높아진다는 것을 의미한다.

교정 시설 수용자가 수용 생활 도중 활동성 폐결핵으로 진단되면 접촉자 검진을 실시해야 하는데 2015년 질병관리본부에서 발행한 『국가결핵관리지침』 중 접촉자 관리에 관한 핵심 사항을 아래와 같이 요약했다.

1) 용어 설명

(1) 접촉자란?
- 최근 3개월 이상 집, 요양소 등에서 함께 거주한 가족 및 동거인
- 최근 3개월 이상 매일 환자의 생활공간을 공유한 사람

(2) 잠복 결핵 감염자란?
결핵균에 감염되었으나 임상적으로 결핵 증상이 없고 세균학적 검사, 영상의학 검사 등에서 음성이고 타인에게 전파시키지 않는 상태로 이 중 약 10%에서 결핵이 발병한다.

(3) 활동성 결핵은 전염성 결핵과 비전염성 결핵으로 나뉜다
- 전염성 결핵: 객담 검사상 도말이나 배양에서 양성인 경우
- 비전염성 결핵: 객담 검사상 도말과 배양에서 음성인 경우

2) 접촉자 조사 시행 시점

도말 양성의 결핵 환자가 발생한 경우 즉시 시행하고 도말 음성 결핵 환자의 경우 접촉자 조사를 보류하고 배양 결과가 양성으로 나온 후 실시한다.

3) 잠복 결핵 감염 검사의 적응증

- 잠복 결핵 감염(LTBI: Latent Tuberculosis Infection) 검사는 전염성 결핵 환자의 접촉자, 결핵 발병의 위험이 높은 군, 결핵군 감염 위험성이 높은 의료인에서 시행하며 결핵 발병 위험이 낮은 군에서는 권고하지 않는다.
- 결핵 발병 위험군에서 과거 결핵 치료력 없이 자연 치유된 결핵 병변이 존재하는 경우 LTBI 검사 없이 LTBI로 진단한다.
- 35세 초과자 경우 일반적으로는 흉부 엑스선 검사만 실시하되, 결핵 발병 위험군은 LTBI 검사 및 치료를 실시한다.

4) 잠복 결핵 감염 치료 대상자 선정

(1) LTBI 검사 결과와 무관하게 치료를 시행한다(고위험군)
- HIV 감염인(IIA)
- 장기이식으로 면역억제제를 복용 중인 자
- 종양괴사인자(TNF: Tumor Necrosis Factor) 길항제 사용자

(2) LTBI로 판명되면 치료를 고려한다(중등도 위험군)
- 규폐증(IB)
- 1달 이상 스테로이드를 사용 중인 경우(IIB)
- 만성 신부전(IIB)
- 당뇨병(IIB)
- 두경부암 및 혈액암
- 위절제술 혹은 공회장 우회술(IIB)

(3) 흉부 엑스선에서 과거 결핵 치료력 없이 자연 치유된 결핵 병변이 있으면 아래 조건을 만족하는 경우에는 LTBI 검사 결과 음성이라도 LTBI 치료를 고려한다(IIB)
- 1달 이상 스테로이드(15mg/일 이상 prednisone)를 사용하는 경우
- 만성 신부전
- 당뇨병
- 위절제술 혹은 공회장 우회술(IIB)

4. 눈동자를 잘 살피면 간 질환이 보인다

급성 바이러스성(A형, B형, C형) 간염, 약물에 의한 급성 독성 간염, 담관염, 담관암, 간경변, 간암 등은 병이 아무리 심한 상태로 진행해도 통증이 없는 경우가 많다. 초기에는 오심(惡心), 소화불량 등 소화기 증상만 호소하는 경우가 많기 때문에 위장약만 처방받기도 한다.

의료진이 조기에 이들 환자를 발견하는 가장 좋은 방법은 눈동자 색깔을 확인하는 것이다. 총 빌리루빈(bilirubin) 정상 참고치 범위는 0.2~1.2mg/dL이나 총 빌리루빈이 2mg/dL 이상일 때 눈동자에 노랗게 첫 변화가 오기 시작한다. 이러한 변화는 몸통의 피부보다 더 빨리 나타나기 때문에 환자의 눈은 간 질환을 조기에 진단하는 중요한 징후이다.

그러나 어둡고 열악한 진료 환경에서는 이를 간과할 가능성이 매우 높다. 신입 혈액검사에서는 황달 수치가 선별 검사 항목에 포함되지 않기 때문에 간 수치가 높거나 황달이 의심되면 추가 검사를 통해 확인해야 한다.

혈액검사를 통해 황달이 확인되면 원인이 비폐쇄성 황달인지, 폐쇄성 황달

<표 7-2> 황달의 원인 질환

비폐쇄성 황달(Non-obstructive jandice)	폐쇄성 황달(Obstructive jandice)
급성 바이러스간염	간경변
알코올	담관염
약물(아세트아미노펜, 항결핵약)	담관암
윌슨 병	췌장암
자가 면역성 간염	담낭암

주: 황달의 원인을 크게 두 가지로 분류하면 담즙이 흘러나오는 길을 막지 않은 비폐쇄성 황달과 길이 막히는 폐쇄성 황달로 나뉜다. 즉, 표의 왼쪽은 담관이 안 막히는 질환의 예, 오른쪽은 담관이 막히는 질환의 예를 든 것임.

인지를 간 초음파 검사를 통해 감별해야 한다. 비폐쇄성 황달은 약물치료를 하고 폐쇄성 황달은 좀 더 정밀한 진단을 위해 복부 CT 검사 등 추가 검사를 한다. 이 경우 악성종양인 경우가 많아 대부분 입원해 검사를 진행한다.

5. 만성 B형, C형 간염의 전파 가능성

보건복지부 산하 질병관리본부에서 2005년도에 시행한 '국민건강영양조사' 결과에 따르면 10세 이상 인구의 B형 간염 항원 양성률은 남자 4.8%, 여자 3.0%로 나타났다. B형 간염은 일상적인 접촉(술잔 돌리기, 음식, 식기류 공동 사용을 포함)으로는 전염되지 않으므로 취업에도 더 이상 불이익을 받지 않는다. 대부분의 감염이 출생 시 모친에게서 수직 감염되는 경우이고 이외에 성적 접촉, 수혈에 의한 경우이다. 감염된 환자의 혈액이나 체액이 타인의 피하나 점막에 노출되면 사람 간 전파가 가능하다.

B형 간염 바이러스는 HIV보다는 100배, C형 간염 바이러스보다는 10배 전염력이 강

하다. 정맥주사용 약물 사용, 동성 간의 성 접촉, 문신, 피어싱, 면도기를 공유하는 것 등이 구치소나 교도소에서 B형 간염을 전파시키는 행위로 알려져 있다.[4)]

따라서 오직 바이러스 전파를 막기 위한 의학적 조치로 철저히 격리하려면 에이즈나 만성 C형 간염보다 만성 B형 간염이 우선적인 조치 대상이 되어야 할 것이다. 알라닌 아미노 전이요소(ALT: alanine aminotransferase)가 높으면서 HBeAg(양성), HBV DNA가 2000IU/ml 이상인 환자가 특히 그러한데 현실적으로는 격리 여부를 판단하기 위해 굳이 HBV DNA를 따로 검사할 필요는 없다. 폐결핵 환자를 위한 격리 공간을 확보하기에도 버겁기 때문이다.

가장 위험성이 높은 감염 경로는 만성 B형 간염 환자 혈액에 오염된 주사 바늘에 찔렸을 때로 환자가 HBsAg(+), HBeAg(+)일 때는 37~62%이고 HBsAg(+), HBeAg(-)인 경우에는 23~37%의 감염 확률이 있다. (중략) HBV는 일반적인 환경에서 마른 혈액 상태로 1주일까지 생존한다. 따라서 상처 난 피부 점막을 통해 접촉되면 감염될 수 있다. HBV는 정액, 땀, 분변 등에도 발견되지만 매우 적은 수로 존재하기 때문에 HBV의 전염 매개체가 될 가능성은 극히 적은 것으로 여겨지고 있다.[5)]

만성 C형 간염 바이러스의 경우 한국의 유병률은 1.5% 미만으로 상당히 낮은 편이다. B형 간염 바이러스보다 전염력이 10배 낮으므로 예방 수칙은 B형 간염 바이러스에 준용하면 되겠다. 의료인이 HCV에 노출되는 가장 흔한 경우 역시 실수로 주사 바늘에 찔린 경우이다.

---

4) Michael Puisis, *Clinical practice in Correctional medicine*, p. 241.
5) 같은 책, p. 243.

1번의 주사 바늘 찔림으로 C형 간염이 전파될 확률은 0~7% 정도이다. 감염된 혈액이 정상인의 피부에 노출되었을 경우는 감염되지 않은 것으로 알려져 있다.[6]

B형 간염과 달리 성 접촉을 통해 전파될 가능성은 매우 낮다. 국내 정맥주사 약물 남용자에서 HCV 항체 양성률은 48.4~79.2%로 보고되었다.[7] 만성 B형, C형 간염 환자의 추적 검사는 일반적으로 6개월마다 간 초음파 검사와 알파페토프로테인(α-FP: α-fetoprotein) 검사를 병행하는데 기관 계호 사정에 따라 혈액검사로 α-FP 검사를 먼저 확인 후 정상 범위를 벗어나거나 체중 감소가 동반될 때, 간 기능이 나빠질 때 등 이상 징후가 보일 때 초음파 검사를 시행할 수 있는데 이는 일종의 차선책이다.

6. 만성 C형 간염이 손톱깎이로 전염될까

칫솔과 같은 구강위생용품, 면도기 등은 만성 바이러스 간염 환자에서 개별 사용해야 한다는 것을 알면서도 손톱깎이 사용에 대해서는 많은 의료인이 확신하지 못하는 것 같다. 결론부터 말하면 현재까지의 연구에 의하면 가능성은 매우 낮으나 감염률 0%라고 단정해 말할 수 없다. 100% 확실하지 않는 의학 이론은 <표 7-3>과 같이 근거 수준과 권고 등급에 의거해 그 의미를 전달하고 있다. 대한간학회는 손톱깎이 사용에 대해 다음과 같이 언급한다.

HCV에 감염된 사람이 혈액, 장기, 조직, 정액 등을 공여하지 않도록 한다(A1). HCV

---

6) 같은 책, p. 244.
7) 대한간학회, 『만성 C형 간염 진료 가이드라인』(2013), 7쪽.

〈표 7-3〉 근거 수준과 권고 등급

근거 수준	기준
A	바뀔 가능성이 가장 낮은, 즉 가장 높은 근거 수준
B	바뀔 가능성이 낮은 보통의 근거 수준
C	바뀔 가능성이 높은 가장 낮은 근거 수준
권고 등급	기준
1	강한 권고
2	약한 권고

에 감염된 사람은 칫솔, 구강위생용품, 면도기, 손톱깎이 및 피부에 상처를 줄 수 있는 도구를 개별 사용하고 출혈이 있는 상처는 다른 사람에게 혈액노출이 되지 않게 관리하도록 교육한다(C1). 의료행위 및 문신, 피어싱, 침술을 포함한 침습적 시술을 시행할 경우 일회용 또는 적절히 소독된 재료를 사용하고 도구들에 대한 적절한 세척과 소독이 필요하다(B1).[8]

<표 7-3>에 따라 재해석하면 손톱깎이 개별 사용을 권고하는 것은 바뀔 가능성이 높은 낮은 근거 수준에 해당한다. 최악의 상황을 가정하면 만성 C형 간염 환자가 손톱깎이를 사용하다가 피부에 상처가 나서 손톱깎이에 혈액이 묻는다. 이 손톱깎이를 건강한 수용자가 사용하다 또다시 상처가 나서 상처 부위에 환자 혈액이 접촉된다. 이러한 상황까지 가정한다면 C형 간염 바이러스 전파를 완전히 배제하기 힘들다고 할 수 있다. 따라서 손톱깎이는 만성 B형, C형 간염 환자의 경우는 가급적 개별 사용하는 게 좋다.

---

8) 대한간학회, 『만성 C형 간염 진료 가이드라인』, 12쪽.

7. 만성 C형 간염 마약 수용자가 인터페론 주사를 요구할 때[9]

2015년 겨울 서울의 한 의원에서 주사기 재사용으로 C형 간염이 집단 발병하는 일이 발생했다. 만성 C형 간염은 이처럼 주사기로 인한 감염이 주요 감염 경로이다. 국내 정맥주사 약물 남용자에서 HCV 항체 양성률은 48.4~79.2%로 보고되었고 서구의 정맥주사 약물 남용자에서 HCV 유병률은 50~90%까지 높게 보고되고 있다.

치료는 매주 1회씩 48주간 인터페론(interferon) 주사와 약물치료 병합 요법이 필요하다. 관해율은 유전자 1형의 경우 40~50%, 유전자 2, 3형의 경우 76~80%이다. 인터페론 주사 부작용을 요약하면 다음의 <표 7-4>와 같다. 이러한 인터페론 치료 부작용이 있는바 치료 대상자를 선정할 때 신중히 결정해야 한다. 다음 열거한 질환은 치료를 권하지 않는다.

〈표 7-4〉 인터페론 주사 부작용

구분	매우 흔한 부작용	흔하지 않은 부작용
정신계	우울, 불안, 불면	자살, 환각, 정신장애
신경계	두통, 어지러움, 집중력 장애	말초 신경병증
호흡기	호흡곤란, 기침	인후통, 비염, 폐렴
피부계	가려움, 탈모, 피부염	발진, 건선, 두드러기, 습진
근골격계	근육통, 관절통	요통, 근육 경련
전신 반응	발열, 피로, 무력감, 통증	권태, 기면, 체중 감소

자료: 페그인터페론 약품 설명서 요약.

---

9) 대한간학회, 『만성 C형 간염 진료 가이드라인』, 25~26쪽 참고.

1) 치료의 절대적 금기 증

① 조절이 안 된 우울증이나 정신 질환
② 간 이외 장기이식 수혜자
③ 자가 면역성 간염이나 인터페론으로 악화될 수 있는 질환
④ 조절이 안 된 갑상선 기능 이상
⑤ 심각한 내과 질환(고혈압, 심부전, 관상동맥 질환, 당뇨병, 만성 기관지염 등)
⑥ 진행 중인 알코올 중독자나 정맥주사 약물 남용자
⑦ 임신 중이거나 피임을 못할 경우
⑧ 해당 약제 과민성이 있을 경우

2) 치료에 신중을 요하는 상대적 금기 증

① 정맥주사 약물 남용자
② 만성 콩팥 질환
③ HIV 중복 감염
④ 간 이식 환자

현재 정맥주사 약물을 사용 중인 환자는 피임 및 정기적 추적 관찰에 대한 주의가 부족하고 치료 중 약물 복용에 대한 순응도가 떨어지며 치료 후 정맥주사 약물 재사용에 따른 HCV 재감염 위험이 있어 치료 여부를 결정할 때 환자의 치료 의지 등을 분명히 평가해야 한다. 그리고 일반적으로 6~12개월 정도의 약물 중단 기간이 필요하다. 또한 교정 시설에 수용되어 있는 마약 수용자는 우울증이나 정신 질환으로 정신과 약물을 복용 중인 경우가 대부분이다.

이들은 종종 만성 C형 간염 치료를 강력히 주장한다. 그리고 이를 허용하지 않은 의료진과 충돌하는 상황이 발생하는데, 특히 마약 수용자의 경우 자기 주장이 강하고 요구가 받아들여지지 않을 때는 불필요한 정보 공개 신청 등으로 직원을 힘들게 하는 경우가 많으므로 충분한 시간을 할애해 이들을 납득시키려는 노력이 필요하다. 단약에 성공하고 일정 기간 후 치료하는 것이 좋다.

8. 간 수치가 높은 환자의 추구 관리

간 수치가 높은 원인은 다양하다. 알코올성 지방간, 비만과 대사 증후군으로 인한 비알코올성 지방간, 약물에 의한 간 수치 상승, 만성 바이러스성 간염, 간경화 등이 그 예이다. 이들 대부분은 특별한 치료가 필요 없고 간 기능을 악화시키는 요인을 제거하는 것이 치료 방법이다. 즉, 음주나 약물 섭취를 삼가고 비만이나 대사 증후군의 경우는 운동을 통해 체중을 감량하는 것이다.

간 수치가 높다고 해서 일반적으로 간암을 의심하지 않는다. 간암 유무를 진단하기 위해 간 수치를 활용하지도 않는다. 단지 급성 간염을 진단하고 질병의 경과와 예후를 예측하는 데 간 수치를 참고할 뿐이다. 신입 혈액검사상 간 수치가 높을 경우는 과거 병력 청취, 간염을 일으키는 바이러스와 황달 수치의 추가 검사, 전반적인 신체 상태 평가, 최근 체중 변화 유무, 동반되는 신체 질환 등을 종합적으로 검토해 정기적으로 혈액 추구 검사만 할지 아니면 간 초음파 검사와 같은 정밀 검사를 병행할지 결정한다.

간 수치를 통해 간암을 예측할 순 없지만 간암이 뒤늦게 발견되었을 경우 전에 높았던 간 수치를 문제 삼는 경우가 있다. 흔히 일반인은 그 당시 간 수치가 높았기 때문에 간암을 의심했어야 하지 않느냐고 생각하기 쉬운데 의료인은 이를 이해시키기가 난감하다. 따라서 신입 검사에서 간 수치가 높은 환자는 정기적으로 간 수치 추구 검사와 함께 환자의 신체 변화를 자주 살펴보아야 하며 이러한 진료 사실에 대해 정확하게 기록으로 남기는 수밖에 없다.

반면에 혈액검사가 정상이라고 해서 마냥 안심할 수 없는데 그 이유에 대해 필자가 경험한 사례를 들어 설명하면 다음과 같다. 2015년 10월 29일 입소한 48세 환자의 경우이다. 입소 당시 만성 B형 간염 보균자였고 신입 혈액검사에서 간 수치는 모두 정상 범위 이내였다. 2016년 1월 5일 의료과에 내원하기 전까지만 해도 아무런 증상을 호소하지 않았고 따라서 그 이전에 진료를 신청한 적도 없었다. 오후 6시 무렵 발생한 구토, 복통, 창백한 안색 등의 사유로 응급으로 외부 병원 후송해 정밀 검사를 한 결과 간암 파열로 인한 급성 복강 내출혈로 진단되었다. 이처럼 혈액검사, 해당 부위 통증, 황달 등 전조 증상이 전혀 없이 갑자기 병이 악화되는 경우가 있을 수 있다. 사전 징후가 있는 질병이 미리 선전포고가 있는 전쟁이라면 사전 징후가 없는 질병은 불특정 다수에 대한 테러나 다름없어 의료인에게는 아찔한 경험이다.

많은 경우에 의학적 판단은 확률에 근거한다. 각각의 상황마다 반드시 해야 할 것과 하지 말아야 할 것 등이 명확히 규정되어 있지 않다. 그래서 의학(medicine)은 과학(science)이면서 동시에 예술(art)에 비유되기도 했다. 의사마다 진단과 치료라는 그림을 그려나가는 방식이 제각기 다르기 때문이다.

9. 마약 및 알코올 중독자와의 면담

마약 관련 수용자의 경우 사기, 절도, 폭력 등 일반 범죄자와 달리 타인에게 해를 끼치지 않았으므로 현재 자신의 구속 상황이 부당하다고 생각하고 억울해 하는 경향이 있다. 또한 재범률이 높아 교정 시설 특징을 잘 파악하고 있는 만큼 수용 질서를 교묘히 어지럽히려 시도하기도 한다. 또한 수용자 처우에 대해 반발심을 가지고 지속적으로 자신의 요구 사항을 제시하거나 이를 관철시키기 위해 민원을 제기하는 등 직원과 갈등을 초래하는 경우가 많다. 우울, 공황장애, 알코올 후유 장애를 동반하는 경우가 많다. 주사기 사용 등으로 만성 B형 간염, C형 간염, HIV 등 감염성 질환을 가진 경우도 많다.

구치소에 입소한 수용자의 경우 약물 후유 장애로 인한 불안, 초조, 환청, 불면, 우울 증상을 호소하므로 치료를 위해 향정신성 의약품을 비롯한 정신과 약물을 대부분 복용하게 된다. 주로 급성기 금단 증상의 해독 치료가 중심이 된다. 약물에 대한 이해, 집단 상담, 인지 행동 치료, 명상 요법, 치료 공동체 등의 재활 교육을 받는다. 약물 관련 중독 중 알코올 중독은 보건복지부에서 제도적으로 치료를 지원하고 있어 현재까지 다수의 알코올 전문 병원들이 생겨났고, 10년 이상의 치료 노하우가 축적된 곳도 많다. 마약 중독의 경우도 알코올 중독과 마찬가지로 발병 기전, 정신 역동, 환자의 방어기제, 재발 유형, 치료 프로그램 등이 유사한 만큼 알코올 중독 치료의 축적된 지식을 이해하고 치료 노하우를 받아들일 필요가 있다. 수용기간에는 마약 수용자가 단약에 대한 동기를 심어주는 데 집중할 수 있는 단약 동기 증진 프로그램에 국한해 심도 있게 교육 및 치료하는 것이 효율적이다.

알코올 중독처럼 약물 중독의 경우 단기간에 완치될 수 있는 질병이 아니고 높은 재발률로 치료자를 좌절감에 빠뜨리곤 한다. 고혈압, 당뇨병과 같이 평생 관리하고 치료해야 할 질병이라는 점을 이해해야 한다. 알코올 중독의 경우 입원 치료가 끝나고 3개월, 6개월, 1년, 2년마다 재발의 유혹과 환경에 노출되어 또다시 과거의 알코올 중독 상태에 빠져드는 것이 반복된다. 약물 요법 등 다양한 치료 방법이 시도되고 있으나 현재까지 재발 방지에 그나마 효과가 있는 것으로는 알코올 중독자 자조 모임(AA: Alcoholics Anonymous)이 거의 유일한 것으로 보고되고 있다.

마약과 같은 약물 중독의 경우 이러한 재발에 대한 유혹이 더욱 강력하다. 따라서 마약 수용자의 형기가 끝나고 사회에 복귀한 이후 이들에 대한 후속 관리와 치료가 더욱 중요한 새로운 치료의 시작점이다. 진정한 재발 방지를 위해서는 약물 중독자 자조 모임(NA: Narcotics Anonymous) 등을 통해 지속적인 돌봄 및 철저한 사후 관리가 요구된다.

10. HIV 환자의 수용 관리

HIV는 감염 후 14주가 지나야 양성으로 나오기 때문에 신입 검사에서 음성이라 하더라도 HIV를 완전히 배제하기 힘들다. HIV는 만성 B형, C형 간염에 비해 더 위험하고 전파 가능성도 높은 질병으로 알려져 있으나 사실 그렇지 않다. 앞서 설명한 바와 같이 HIV의 전파 가능성은 B형 간염 바이러스의 1/100 수준으로 매우 낮고 전파 경로는 B형 간염 바이러스와 동일하므로 예방 수칙은 이에 준용한다. 만성 B형, C형 간염 환자가 격리 수용되지 않는 것처럼 HIV 환자도 강제적인 격리가 되어서는 안 되고 환자가 원하는 경우에 한정되어야 한다. 심지어 주방 업무에서도 배제되어서는 안 된다고 세계보건기구(WHO: World Health Organization)는 말하고 있다.[10] 그러나 정기적인 외부 진료를 통한 효율적인 질병 관리, 동성 간 성행위로 인한 질병 전파 가능성, 개인의 질병 정보 보호를 위해 독거 수용을 하는 것이 일반적이다.

---

10) 세계보건기구, 『WHO 구금시설 건강권 보장을 위한 지침서』, 67쪽.

매 회당 HIV 전파 가능성은 정맥주사용 실린지 공유 시에는 0.7%, 주사 바늘에 찔린 경우는 0.3~0.4%, 점막에 노출된 경우는 0.09%이다. 환자의 타액, 가래, 감염된 혈액이 직원의 정상적인 피부에 접촉되는 경우 환자에게 HIV가 전파된다는 근거가 아직은 없다.[11]

미국의 경우 10~30%의 수용자들이 구금 기간 동성애 행위를 하는 것으로 보고된다. 성교 행위당 항문 성교는 0.1~3%, 남녀 간 정상적인 성교는 0.1~0.2%로 HIV 전파 위험이 있는 것으로 추정된다.[12]

HIV 환자는 동성애자인 경우가 많고 다른 감염성 질환에 노출되는 경우가 많기 때문에 이들 질환에 대해 꼼꼼하게 배제하려는 노력이 필요하다.

치료는 세포표면항원무리 4(CD 4: Cluster of Differentiation 4) 수가 mm^{3}당 200개 미만인 WHO 병기 I 또는 II 질환, CD 4 수와 관계없이 WHO 병기 III, IV 단계일 때 시작한다. 출소 시에는 지역 보건소에서 지속적으로 치료 및 관리할 수 있도록 환자를 인계해야 한다.

11. 매독 선별 검사 결과에 따른 절차

교정 시설에서 발견되는 매독 환자는 1, 2기인 경우는 극히 드물고 대부분 임상 증상이 없는 잠복 매독에 해당한다. 신고는 1, 2기 매독과 선천성 매독 환자에 한하고 잠복 매독은 전염 가능성은 있으나 신고 대상이 아니다. 성적

---

11) Michael Puisis, *Clinical practice in Correctional medicine*, p. 241.

12) 같은 책, p. 244.

접촉으로 전염되므로 성행위가 금지된 구금 시설에서 전파될 가능성은 없으나 미국의 구금 시설 내에서 성행위로 인해 매독이나 임질이 산발적으로 유행한 사례가 있어 1, 2기 매독의 경우는 격리 치료하는 게 좋다. 감염 후 1년 이내인 조기 잠복매독도 마찬가지이다. HIV가 유행병학적으로 유사하기 때문에 모든 매독 환자는 이에 대해 점검되어야 하고 HIV가 동반되어 있다면 신경매독 가능성을 의심해야 한다.

VDRL(Venereal Disease Research Laboratory) 검사는 특이도는 떨어지나 민감도가 높아 매독 선별 검사로 많이 이용된다. RPR(Rapid Plasma Reagin) 검사 결과 양성인 경우 위양성(僞陽性) 가능성이 있기 때문에 반드시 역가(力價)를 확인해야 하는데 위양성 경우에 역가는 거의 1:8 이상을 초과하지 않는다. 위양성으로 나올 수 있는 경우는 다음과 같다.

① HIV에 감염된 경우
② 말라리아
③ 비경구 약물 사용자
④ 자가 면역 질환
⑤ 최근 헤르페스 같은 바이러스 질환을 앓은 경우

매독 치료 병력이 있는 경우 TPHA[T.Pallidum Hemagglutination (assay) Test]나 FTA Ig G 검사를 하면 당연히 양성으로 나오기 때문에 이 검사는 진단에 도움이 안 된다. 각각의 경우에 대해 필요한 검사 항목은 다음과 같다.

① VDRL 혹은 RPR 선별 검사 역가가 1:4 이상인 경우 우선 환자의 병력을 청취해야 한다.

② 치료받은 병력이 있으면 1:8부터 FTA Ig M만 추가 검사를 한다.

③ 치료받은 병력이 없으면 TPHA or TPLA(T.Pallidum Latex Agglutination)와 FTA Ig M 검사를 병행 시행한다.

④ 매독의 불완전한 치료 병력이 있으면 FTA Ig M을 확인한다.

⑤ 치료 병력을 확실히 모를 때 TPHA와 FTA IgM을 병행해 검사한다.

이러한 과정을 거쳐 유병 기간을 모르는 잠복 매독이 확인되면 치료는 be-nzathine penicillin(2.4mU) 주 1회 3주간 근육 주사한다. 주사제가 없는 경우 2차 선택으로 Doxycycline(100mg PO bid)을 4주간 투약할 수 있다. 치료가 끝난 6개월, 12개월 후 VDRL 혹은 RPR의 역가를 추적 검사해 치료 여부를 확인해야 한다. VDRL의 역가가 점차 감소하면 치료 성공으로 본다. 이 치료를 받은 환자 40~75%가 1년 안에 정상으로 회복된다.

12. 증상이 없는데도 장티푸스 검사를 하는 이유

장티푸스 원인 균은 살모넬라(salmonella typhi)이다. 조선 시대에 장질부사혹은 염병이라고 일컬어지던 장티푸스는 최근 한국의 경우 급성기 환자는 좀처럼 찾아보기 힘들게 되었다. 질병관리본부 자료에 따르면 국내에는 매년 200~400명의 환자가 발생하고 있고 세계적으로는(특히 인도, 파키스탄, 스리랑카 등) 연간 1700만 명이 감염되고 2만 명 이상이 사망하는 질환이다. 감염자 중 2~5%는 담낭에 균이 지속적으로 생존하면서 균을 배출하는 만성 보균자가 된다. 현재 국내 만성 보균자 유병률은 정확히 밝혀져 있지 않다.

장티푸스를 말할 때 메리 맬런(Mary Mallon)이라는 여성을 빼놓을 수 없다.

1869년 아일랜드 태생으로 미국으로 이민을 간 그녀의 직업은 요리사였다. 그녀가 일했던 뉴욕의 가정집마다 고열과 복통을 호소하는 환자가 발생하자 경찰은 그녀를 격리 조치하고 조지 소퍼(George Soper) 박사는 그녀의 대변 검체에서 장티푸스균이 배출되고 있음을 밝혀낸다. 그녀가 음식을 조리하는 과정에서 음식이 균에 오염되어 감염된 것임이 드러났다. 음식을 만들지 않는다는 조건으로 풀려난 그녀는 이름을 바꾸어 다시 요리사로 일하다 또다시 장티푸스를 유행시키자 1938년 사망할 때까지 격리되었다. 그녀는 미국 최초의 장티푸스 보균자로 역사에 이름을 남기게 된 것이다.

오늘날에도 이러한 이유로 위생부 출역 검진할 때 수용자가 아무 증상이 없음에도 불구하고 장티푸스 보균자 검사를 기본 검사로 하고 있는 것이다. 기본 검사는 Widal 검사로 확인하는데 O titer > 1:320, H titer > 1:640 또는 2회 이상 측정 시 4배 이상 증가할 때 양성으로 판정한다. 대개 진단적 가치가 떨어져 Vi-IFAT ≥ 1:64(민감도 95%)를 이용하기도 한다.

만약 혈액검사상 양성으로 나오면 확진 검사를 위해 대변에서 균 배양 검사를 해야 하는데 24시간 간격으로 3회 연속 병원체가 분리되지 않아야 장티푸스 만성 보균자가 아니라고 확인할 수 있다. 이러한 까다로운 절차로 선별 검사 양성이면 확진 검사 없이 부적합 처리하는 것이 관례화되어 있다.

13. 환자가 갑자기 쓰러져 실려 올 때

실신(syncope)은 교정 시설에서 드물지 않게 발생하고 응급하게 침대차에 실려 의료과에 내원하고는 한다. 뇌로 향하는 혈류가 저하되어 일시적으로 의식을 잃는 실신은 자연 회복된다. 실신은 종종 뇌전증과 혼동되기도 하는데 이때는 젊은 나이에 반복적으로 발생하거나 넘어져 다치는 경우가 많다. 실신의 경우는 다음과 같다.

① 미주신경성 실신
② 기립성 저혈압
③ 상황에 따른 실신[기침, 배뇨, 배변, 연하(嚥下)]
④ 부정맥
⑤ 추골기저동맥 부전
⑥ 약물[항고혈압약(이뇨제 등), 항우울제(TCA 등), 알코올, 코카인]
⑦ 실신과 유사한 질환(빈혈, 저산소증, 저혈당, 불안발작, 경련)

미주신경성 실신이 약 50%를 차지하는데 덥고 밀집한 환경, 알코올, 과도한 피로, 심한 통증, 배고픔, 스트레스 상황, 오래 서 있을 때 등이 유발 요인이 된다. 기립성 저혈압의 경우 노인, 당뇨 환자, 전립선 비대증약인 카두라(Cardura)를 복용 중인 환자에게 자주 발생하고 앉았다 일어나는 상황에서 발생한다. 따라서 이미 항고혈압약을 복용 중인 노인에게 카두라 처방 시 주의를 요해야 하고 가급적 한 종류만 처방하는 것이 좋다.

배뇨 중 발생하는 실신은 전립선비대증이 있는 나이 든 사람에게서 주로 발생한다. 심장 부정맥으로 인한 경우는 이후에도 계속 재발할 가능성이 높기 때문에 심전도를 통해 꼭 부정맥 유무를 확인하도록 하고 당뇨 환자의 경우는 혈당 측정을 통해 저혈당이 없는지 확인해야 한다.

14. 간질 환자가 아닌데 경련성 발작을 할 수 있나

뇌세포에서의 비정상적인 뇌파 방전에 의한 발작을 뇌전증이라고 하고 그렇지 않은 경우를 비간질성 발작(Non epileptic seizure or Seizure like attack)이라고 한다. 뇌전증으로 의뢰된 환자의 20% 정도가 심인성 비간질성 발작(psychogenic non-epileptic seizures)이라는 연구도 있고, 10만 명당 15~30명이라는 논문도 있다. 그만큼 심인성으로 기인한 경우가 많고 또한 뇌전증으로 가장 흔하게 오진되기도 한다. 뇌파 검사상 정상임을 확인하고 뇌전증으로 인한 발작이 아님을 진단하는 것은 매우 중요한 일인데 오진했을 경우 항전간제를 불필요하게 장기간 복용하는 경우가 생길 수 있기 때문이다. 감별 진단 시 고려해야 할 질환은 다음과 같다.

① 실신(미주신경성 실신, 심부정맥, 심부전, 기립성 저혈압)
② 심인성 질환(심인성 발작, 과호흡증후군, 공황 발작)
③ 대사장애(알코올 진전섬망, 저혈당, 저산소증, 정신 활성 약물)
④ 일시적 허혈성 발작(TIA: Transient Ischemic Attack)
⑤ 기면증/ 탈력 발작
⑥ 호흡 정지 발작[13]

실신은 뇌전증과 달리 감정적 스트레스 상황, 기립 직후, 기저 심장 질환이 유발 요인이 된다. 피로감, 오심, 식은땀, 시야 좁아짐 등 전조 증상이 나타날 수 있다. 뇌전증은 유발 인자나 전조 증상이 일반적으로 나타나지 않는다. 아

---

13) Kasper Hauser, Braunwald Longo and Fauci Jameson, *Harrison's Principles of Internal medicine*, p. 2365의 표를 필자가 재구성했다.

주 드물게 실신이 전신 간대성 발작을 유발할 수 있다고 한다.

심인성 발작 징후로는 고개를 좌우로 흔든다거나, 사지를 비대칭적으로 크게 움직이는 행위, 의식 소실이 없는 모든 사지(四肢)의 떨림, 골반을 흔들어대는 행위가 뇌전증보다 더 긴 시간 동안(수 분~1시간 이상) 호전 악화를 반복하는 양상 등이 그 특징이다. 심인성 발작 경우 이러한 징후도 진단에 중요한 정보가 되지만 가장 중요한 점은 자세한 병력 청취라는 것을 잊지 말자.

최근 필자가 심인성 발작을 의심하는 환자를 진료한 적이 있는데 36세 남자로 목격자의 말에 의하면 운동 시간에 보행 중 넘어지면서 3~5분 정도 전신 간대성 발작과 유사한 경련이 있은 후 내원했다. 이후 2시간여 동안 의식이 혼미했다가 정신을 차린 후 몇 시간 전 상황을 기억하지 못하는 환자였다. 당시에 기록했던 병력을 그대로 옮겨 적어보면 다음과 같다.

약물 복용력: 10년 전부터 불면증으로 향정약 복용 중

과거 병력: 간질 과거력(-)

평소 스트레스나 화가 날 때 스스로 제어가 안 되어 소리를 지르거나 물건을 집어던지고 주변 사람과 충돌 잦음.

어제와 같은 의식 소실 상황은 처음이라고 함.

최근 재판으로 인한 스트레스로 3일간 한숨도 못 잠.

≫Non epileptic seizure로 경과 관찰

물론 심인성 발작을 뇌파 검사가 정상임을 확인함으로써 확진할 수 있겠지만 이렇게 병력 청취와 발작 전후 정황만으로 뇌전증 가능성이 낮음을 충분히 예측할 수 있다.

15. 급성 충수 돌기염을 놓치지 않으려면

급성 충수 돌기염은 수용자가 수술을 받기 위해 외부 병원에 입원해야 하는 가장 흔한 원인 중 하나이다. 충수 돌기가 염증으로 인해 천공되기 전 진단이 되어 수술하게 되면 3일 이내에 퇴원이 가능하다. 만약 진단이 늦어져 천공이 발생하면 복막염으로 병이 악화되는데 이렇게 뒤늦게 수술하게 되면 입원 기간은 최소한 1주일 이상으로 길어지게 된다.

따라서 시의적절한 충수 돌기염 진단은 치료 비용은 물론 계호 부담을 줄이는 데 아주 중요한 일이다. 그러나 조기에 충수 돌기염을 진단하는 것은 일반인이 생각하는 만큼 쉬운 일이 아니다. 증상 발생 초기에는 전형적인 임상적 징후가 나타나지 않기 때문에 오진 가능성이 높은 시기이다. 이때 환자가 주로 호소하는 증상은 오심, 소화불량, 오목가슴 통증 등으로 기능성 소화불량과 같은 상부 위장관 증상을 나타낸다. 따라서 이러한 환자를 진찰할 때는 장기간 위장약을 처방하고 진료를 끝낼 것이 아니라 항상 급성 충수 돌기염 초기 증상일 수도 있음을 염두에 두고 증상이 지속되거나 통증 양상이 바뀌면 다음날 꼭 재진 신청을 하도록 환자를 교육해야 한다.

〈표 7-5〉 **알바라도 스코어**

구분	점수
1. 상복부에서 하복부로의 통증 위치 변화	1점
2. 식욕 감퇴	1점
3. 오심과 구토	1점
4. 우하복부 압통의 징후 반발 압통의 징후	2점 1점
5. 37.3°C 이상 체온	1점
6. 백혈구 증가 증	2점
7. 말초 혈액 내 미성숙 과립구가 나타나고 간상핵구(band neutrophil)가 증가	1점

일정한 시간(24~48시간)이 지나면 점차 전형적인 임상 양상을 보이게 되는데 이때는 알바라도 스코어(Alvarado score)를 이용하면 많은 정보를 얻을 수 있다. 이것은 1986년 알프레도 알바라도(Alfredo Alvarado) 박사가 급성 충수 돌기염 진단에 도움이 되도록 하기 위해 임상 증상을 점수화시킨 방법으로 점수의 합이 7점 이상일 때 수술을 고려해야 하는데 충수 돌기염의 예측 진단율은 93%로 매우 높았다. 점수가 5~6점이면 입원해 경과 관찰이 필요하다.

16. 열이 난다는 것

연구에 따르면 18~40세 사이 건강한 성인 체온은 36.8℃(±0.4℃)로 일정하게 유지되고 아침 6시가 가장 낮고 오후 4시 무렵 가장 높게 측정된다. 따라서 '열이 있다'라고 함은 구강 체온을 기준으로 오전 체온이 37.2℃ 이상, 오후 체온이 37.7℃ 이상일 때를 말한다. 직장(直腸) 체온은 일반적으로 구강 체온보다 0.4℃ 높게 측정된다.

열이 난다는 것은 인체에 비상이 걸려 면역 체계가 활발하게 작동하고 있음을 나타내고 스스로 치유하려는 대응 과정이자 극복 과정이다. 대부분의 발열은 바이러스 감염에 의한 것이고 의료의 개입 없이 이러한 정상적인 신체 반응을 통해 자연 치유된다. 37.3℃ 이상으로 체온이 올라가면 혈액순환이 좋아지고 대사 효소 수가 증가하며 면역에 관여하는 백혈구와 림프구 활동이 왕성해진다. 일본의 이시하라 유미(石原結實) 박사는 체온 예찬론자인데 체온이 1℃ 내려가면 면역 기능이 30%나 떨어지고 반대로 체온이 1℃ 올라가면 면역력은 5~6배 증가한다고 말했다. 또한 암세포는 체온이 35℃일 때 가장 활발하게 증식하고 39℃에서는 사멸한다고도 했다.[14]

이러한 열이 가지는 장점 외에 의료진에게는 환자의 아픈 상태를 보여주는 중요한 징후 역할을 한다. 열이 나는 환자는 체온이 정상으로 회복될 때까지 의료진의 주의 깊은 관심을 유도해 질병이 악화되는 것을 놓치지 않도록 한다. 특히 세균성 폐렴, 폐결핵, 급성 신우신염, 이질과 같은 세균성 장염은 반드시 적극적인 의료적 개입을 요하는 질환으로 열 발생 징후가 없다면 패혈증으로 빠질 때까지도 이를 간과해 치료 시기를 놓치게 될 것이다. 따라서 환자가 열이 난다고 해서 무작정 체온을 정상으로 떨어뜨리는 것은 환자에게 꼭 유익한 것만은 아니다. 원인을 찾을 때까지 해열제나 이중의 과도한 해열진통제를 처방해 복용토록 하는 것은 지양해야 한다. 첨단 의학이 발달한 요즘 지나친 의료 개입이 환자 건강에 해가 되는 경우가 의외로 많다. 의료진이 아무것도 하지 않고 기다리는 것이 때로는 환자에게 가장 좋은 방법일 때가 많다.

17. 응급 환자의 판단은 누가 옳을까

의무관이 문진, 시진, 청진, 촉진, 타진과 같은 이학적 검사가 불가능한 상황에서 근무시간 외 시간대인 야간이나 공휴일에 유선상으로 환자 상태를 보고받는 경우가 있다. 관사와 같이 바로 인근에 위치하는 경우에는 직접 환자를 진찰하는 것이 가장 바람직하겠지만 그렇지 못한 경우가 더 많다. 이때 의료진은 당직 근무자의 보고를 듣고 위급한 상황인지 아니면 약물 처방으로 경과를 지켜봐도 되는 상황인지 판단해야 하는 어려움에 처한다. 이러한 판단을 내리는 일은 보통 힘든 일이 아니고 구두로 처방을 내렸다고 하더라도 자신

---

14) 이시하라 유미, 『아침 5분 건강법』, 이정은 옮김(아이콘북스, 2012), 24, 26쪽.

의 판단이 과연 옳았는지에 대한 의구심과 환자에 대한 걱정이 계속 머릿속을 맴돌게 된다. 의료인이 아닌 당직 근무자의 경우 중요한 증상을 이야기하지 않고 진단에 도움이 되지 않는 부차적인 증상만 열거한다거나 환자의 진료 기록을 해석하지 못하고 진단에 중요한 핵심적인 사항을 전달하지 못할 가능성도 있다. 환자의 나이와 과거 병력은 무엇이고, 언제부터, 어느 부위에, 얼마만큼 심한 통증을, 얼마나 오랫동안 호소했는지를 유선상으로 일목요연하게 전달받기는 현장 근무자가 의사가 아닌 이상 불가능하다.

급성 심근경색증, 대동맥 박리와 같은 질병은 1~2시간 이내에 환자가 급사(急死)할 수 있을 만큼 촌각을 다투는 질환이다. 이때 의무관이 야간이나 주말에 출근해 환자가 진료를 받도록 기다리게 하는 것은 그의 생명을 살릴 수 있는 마지막 골든타임을 놓치는 무모한 일이 될 수도 있다. 또한 환자가 식은땀을 흘리는 등 통증으로 심한 고통을 호소할 때도 유선으로 전달받는 의사는 그 고통의 정도가 직접 피부에 와 닿지 않기 때문에 일단 약을 먹고 지켜보자는 섣부른 판단을 내릴지도 모른다. 따라서 의사가 환자를 직접 진찰할 수 없을 때 발생한 응급 상황의 경우 유선으로 보고받은 의사의 판단보다 현장 근무자의 판단이 더 정확할 수 있다.

18. 흉통을 호소할 때 감별해야 할 질환

교정 시설에서 급사하는 경우 원인의 대부분은 심근경색이다. 따라서 이러한 환자가 의심될 때는 신속하고 적절한 응급조치가 되어야 한다. <표 7-6>에서 보듯이 양윤준 등의 연구에 따르면 일차 의료 기관에서는 근골격계와 심리적인 원인으로 흉통을 호소하는 경우가 가장 많았고, 정우철 등이 응급실

〈표 7-6〉 흉통 원인

원인	구분(%)		
	양윤준 등	박일환 등	정우철 등
근골격계 질환	27	7.8	6.3
심리적인 질환	26.1	10.7	12.5
협심증	1.9	2.8	16.1
심근경색증	0.4	-	-
기침에 의한 흉통	8.8	-	28.7
폐 질환	7.9	3.9	7.3
소화기 질환	4.4	16.3	7.7
기타 기질적 원인	9.6	-	-
밝혀지지 않은 원인	13.9	-	18.4

자료: 대한가정의학회, 『가정 의학』, 582쪽.

내원 환자를 분석한 결과에 따르면 심근경색증에 의한 경우가 가장 많았다. 교정 시설 내 부속 의원의 경우도 일차 의료 기관에 해당되는 만큼 흉통 발생 원인을 감별하기 위해 이들 질환에 대해 잘 숙지하고 있어야 불필요한 계호 부담을 줄일 수 있다.

먼저 흉통을 호소하는 환자가 오면 나이와 과거 병력을 파악한다. 나이가 비교적 30대 전후 젊은 환자의 경우 관상동맥 협착에 의한 협심증이나 심근경색증일 확률은 낮다. 나이가 젊고 과거 병력상 공황장애와 같은 정신과적 병력이 있는 경우 정신과적 원인으로 인한 흉통일 가능성이 높다. 또 최근 감기를 심하게 앓았는지 혹은 기침을 오래 해왔는지 물어야 한다. 심장 계통이 아닌 폐 질환 가능성도 염두에 두어야 하고 특히 최근 기침을 많이 했다면 평소에 잘 사용하지 않은 흉부 근육 사용으로 인한 가슴 통증이 오는 경우도 드물지 않게 있다. 그리고 흉통 양상에 대해 자세히 문진한다. 운동으로 악화되는지, 흉통의 지속 시간은 어느 정도인지, 통증이 둔탁한 느낌인지 아니면 바늘로 쿡쿡 쑤시는 날카로운 느낌인지 물어야 한다. 오히려 운동으로 흉통이 호전

되고 지속 시간이 반나절 혹은 하루 종일 지속되고 바늘로 쿡쿡 쑤시는 느낌을 호소하면 심장 질환 가능성을 낮추는 근거가 된다. 다음으로 촉진을 통해 흉통을 호소하는 부위를 만져본다. 특정한 압통 부위가 있어 해당 부분을 눌렀을 때 흉통이 재발하는 양상이 나타나면 근골격계 계통 흉통일 가능성도 있다.

이러한 자세한 병력 청취와 이학적 검사를 통해 심장 질환 계통 가능성이 높다고 판단되면 심전도 검사를 하고 심전도상에서 ST elevation이나 ST depression 소견이 나오는지 확인한다. 하지만 심전도 소견이 허혈성 심장 질환을 확진시켜주는 것이 아니기 때문에 자세한 병력 청취와 문진에 더욱 진단적 가치를 두고 싶다. 실제로 "Monica/Kora 연구에 따르면 심근경색으로 판단된 환자들의 심전도 소견을 분석한 결과 ST elevation MI(45.8%), Non ST elevation MI(14%), 유의한 이상소견이 없는 경우는 32.4%로 나타났으며 특히 Bundle branch block이 동반되어 있는 환자의 경우(7.8%)는 ST분절의 평가가 곤란한 경우가 많았는데 이를 종합하면 결과적으로 59.8%에서만 유의한 ST 분절 변화를 관찰할 수 있다고 하였다".[15] 따라서 자세한 병력 청취와 문진을 생략한 채 처음부터 심전도 검사를 해 환자 상태를 판단하려고 시도하는 것은 바람직하지 않은 방법이다.

19. 빈혈의 가장 흔한 원인

빈혈의 가장 흔한 원인은 철 결핍성 빈혈이다. 그리고 철 결핍성 빈혈의 가장 흔한 원인은 상부 위장관 출혈이다. 급성 빈혈은 교정 시설에서 자주 외부

---

15) 전두수 외, 『허혈성 심장병의 심전도』(고려의학, 2010), 99쪽.

〈표 7-7〉 급성 위장관 출혈의 원인 질환

출혈 원인	비율(%)
궤양	35~62
정맥류	4~31
말로리-와이스 열상	4~13
미란성 위 십이지장염	3~11
미란성 식도염	2~8
악성종양	1~4
원인 불명	7~25

자료: Kasper Hauser, Braunwald Longo and Fauci Jameson, *Harrison's Principles of Internal medicine*, p. 235.

병원으로 후송 진료를 해야 하는 주요 질환 중 하나이고 진단이 늦어지면 사망에 이를 수 있어 조기에 환자를 발견해 적절한 조치를 취해야 한다.

위장관 출혈의 징후는 토혈(吐血), 흑변(黑便), 혈변(血便) 형태로 나타나 위장관 출혈이 있음을 쉽게 진단할 수 있다. 흑변의 경우 환자 본인도 인지하지 못하는 경우가 있어 신입 혈액검사에서의 빈혈 여부와 진료할 때마다 안면이 창백하지 않은지 혈색을 잘 살펴야 한다. 혈액검사상 빈혈이 발견되었다고 해서 이를 모두 위장관 출혈이 있다고 해석하면 곤란하다. 반드시 Serum Fe(↓), Ferritin(↓), TIBC(↑), Transferrin(↓)임을 확인하고 그렇지 않은 Fe(↑), Ferritin(↑)의 경우에는 만성 신부전, 간 경변 등 만성질환을 의심해야 한다. 알코올 중독자, 위절제술 과거력을 가진 수용자의 경우 Vit B12, 엽산(folic acid) 결핍에 의한 빈혈이 올 수 있다. 따라서 철분제는 철 결핍성 빈혈의 경우에만 효과가 있기에 빈혈이라고 해서 무작정 철분제 복용을 권유해서는 안 된다.

상부 위장관 출혈의 가장 흔한 원인은 소화성 궤양이다. 미란성 혹은 출혈성 위장염의 원인은 대부분 진통 소염제와 음주가 원인이다. 진통제를 만성적으로 복용하는 환자의 50%는 위에 미란(erosion)이 있고, 15~30%는 궤양을 가지고 있다. 이들이 음주를 과하게 하거나 스트레스에 노출되면 출혈 가능성은 더욱 높아진다. 알코올 의존증 환자 등은 구금 시설에 수용되는 초반에 구금으로 인해 각종 스트레스를 받게 되고 이들 환자군은 다양한 근골격계 질환이 동반되는 경우가 많기 때문에 진통제를 신청해 복용할 가능성이 매우 높다. 음주력이 많고 혈액검사상 빈혈 소견이 보이면 진통제 처방을 중단하고 추적 검사를 통해 출혈 여부를 꼭 확인해야 한다. 정맥류에 의한 출혈은 기존에 간 경변을 진단받은 환자의 경우 의심할 수 있고 대량 출혈이 발생하므로 주로 토혈이 동반된다. 하부 위장관 출혈의 가장 흔한 원인은 치질이다. 이 외에 게실염, 모세혈관 확장증, 폴립 같은 종양 등이 원인 질환인데 최근 배변 습관 변화와 체중 감소가 동반된다면 대장 내시경을 통해 대장 내 악성종양을 배제할 필요가 있다.

20. 약물, 때로는 최소가 최선이다

건강보험심사평가원은 지난 2007년 2, 4분기 의료 기관 처방건당 약 품목 수를 평가한 결과 처방전 1건에 평균 4.16개 약을 처방하는 것으로 분석되었다고 밝힌 바 있다. 주요 국가의 처방 건당 약 품목 수는 호주 2.16개, 미국 1.97개, 독일 1.98개, 이탈리아 1.98개, 일본 3개, 스페인 2.2개, 스위스 2.25개, 영국 3.83개 등이었다(<그림 7-1> 참고).

이러한 처방 패턴은 교정 시설이라 해서 크게 다르지 않다. 고혈압, 당뇨, 정신과 질환을 제외하고 처방약을 신청하는 경우는 감기, 근골격계 질환, 단순 통증, 알레르기성 피부 질환 등 경미한 질환이 대부분임을 감안할 때 투약 횟수를 하루 2회, 약 품목 수를 3개 미만으로 조절하는 것을 권하고 필자 역시도 대부분 처방에서 이를 지키고 있는데 처방과 관련해 환자의 불만은 거의

<그림 7-1> 국가별 약 품목 수

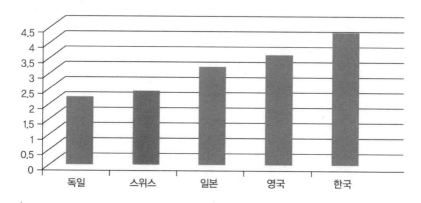

들어보지 못했다. 한 연구 결과에 따르면 "동시에 2가지 약을 복용하면 부작용이 10% 정도에 그치지만 4가지 약을 복용하면 부작용은 38%, 7가지 약은 82%, 10가지 이상 약을 복용하면 100%약의 부작용이 생긴다"[16]라고 한다.

노인 환자의 경우 약물에 의한 부작용 발생 가능성이 더욱 높다. 약에 의해 나타나는 다양한 부작용은 증상이 애매모호한 경우가 많아 이것이 약물 때문인지 다른 질병으로 인한 것인지 진단 자체도 곤란하다. 효과가 없는 약은 있을 수 있지만 부작용이 없는 약은 없다. 따라서 여러 가지 약물을 동시에 복용하는 노인 환자(물론 젊은 환자도 예외는 아니다)를 진료할 때는 가장 먼저 호소하는 증상이 약물에 의한 것은 아닌지 고려하는 습관을 가져야 한다. 이미 조선 세조도 『의약론(醫藥論)』에서 약을 쓸 줄만 알고 비록 위급하고 곤란할 때 이르렀어도 약 권하기를 그치지 않는 사람을 약의(藥醫)라고 해 마음을 다스리는 심의(心醫)나 음식으로 병을 다스리는 식의(食醫)에 비해 낮게 평가했다.

---

16) 대한의학회·대한의사협회, 『굿 닥터스』(맥스미디어, 2014), 311쪽.

제8장

수용자를 위한 필수 건강 정보 25선[*]

1. 위기는 새로운 기회

1) 위기는 또 다른 기회

안녕하십니까? 금요일의 3분 희망진료실입니다. 현재의 상황이 희망가족에게는 큰 위기일 수 있습니다. 신체의 구속으로 인한 환경 변화는 당사자에게는 엄청난 정신적 충격일 것입니다. 그뿐 아니라 추진 중이던 사업이 중단되거나 취소되기도 하고 계약이 무산되는 일이 발생하는 등 경제적으로도 큰 손해를 감수해야 합니다. 사랑하는 가족과 떨어져 지내야 하고 부부 관계가 심각하게 악화되기도 합니다. 하지만 이러한 상황을 전화위복의 기회로 삼고 꿋꿋이 이겨내어 재기에 성공하는 사람도 많이 있습니다. 희망가족 주치의로서 오늘 여러분께 드리고 싶은 이야기는 이 위기를 잘못된 생활 습관을 개선하는 기회로 삼자는 것입니다.

---

* 제8장은 필자가 1년여 동안 진행한 라디오 보라미 방송 <3분 희망진료실>의 원고 중 일부를 발췌, 요약한 것이다.

첫째, 단주의 기회로 삼을 수 있습니다. 입소하는 신입자 중 43.05%[1]가 고위험 음주군에 속합니다. 이분들의 신입 혈액검사를 보면 대부분 알코올성 간염 상태로 간 수치가 매우 높이 올라가 있는 경우가 많습니다.

둘째, 금연의 기회가 될 수 있습니다. 수용자 생활 습관 조사에서 신입자의 69.77%[2]가 흡연자로 확인되었는데 이는 일반 인구에 비해 매우 높은 수치입니다. 자연스러운 금연 환경은 약물치료 없이도 담배를 끊을 수 있는 결단의 기회가 됩니다.

셋째, 결핵, 매독, 에이즈 등을 앓고도 모른 채 지내다 입소하면서 이들 질병이 발견되는 경우도 있습니다. 만약 이분들이 일반 사회에서 치료받지 않고 지냈다면 수많은 지역사회 감염을 유발했을 것입니다. 따라서 입소와 함께 격리 조치되어 적극적인 치료로 지역사회 감염을 예방하는 효과도 있습니다.

넷째, 고혈압, 당뇨 같은 만성질환은 잘못된 생활 습관에서 비롯되는 경우가 대부분입니다. 식사 일기 등을 써보고 의무관과 상담을 통해 자신의 잘못된 식습관을 되돌아보는 기회로 삼을 수 있습니다. 일체유심조(一切唯心造), 세상사 다 마음먹기에 달렸습니다.

2) 알코올 중독

오늘은 술에 대한 이야기를 할까 합니다. 얼마 전 49세 임 모 씨는 주취 상태로 입소했는데 과거 병력상 알코올성 간경화 말기 진단을 받은 상태였습니다. 입소 2달 전에도 간경화로 인한 식도 정맥류 출혈로 중환자실에 입원 치료를 받았는데 병원에서 퇴원만 하면 여전히 음주를 반복하는 환자였습니다. 이러

---

1) 법무부·한국건강관리협회, 『건강상태 및 생활습관 조사결과 분석』(2015), 74쪽.
2) 같은 책, 72쪽.

한 환자의 식도 정맥류는 시한폭탄과 같아 언제 터질지 모르는 상태가 됩니다. 일단 출혈이 생기면 지혈 기능이 떨어진 상태이므로 대량의 출혈로 이어지고 간성혼수에 빠지기도 합니다.

54세 송 모 씨는 입소 2일째부터 헛소리와 이상행동을 하더니 급기야 침을 흘리고 눈이 돌아가며 전신 발작을 일으켰습니다. 이분의 경우 알코올 금단 증상으로 보통 술을 끊은 지 이틀 혹은 사흘째 나타나는 증상입니다. 금단 증상이 심한 5% 정도는 사망에까지 이르는 것으로 알려져 있습니다. 다행히 이 환자는 수액 치료와 해독 치료를 병행하면서 금단 증상 위기를 넘겼습니다. 알코올 의존증 환자가 금단 증상이 사라진 후에도 신경이 예민해지고 쉽게 화를 내거나 분노를 조절하지 못해 동료와 싸움으로 이어지는 경우가 자주 있는데 이를 마른 주정이라고 합니다. 음주를 하지 않아도 마치 음주한 것 같은 행동을 보인다고 해서 붙여진 이름입니다.

국내 범죄의 18%는 음주와 관련이 있고 음주 운전까지 포함하면 한 해 100만 명이 음주와 관련된 사고를 일으킨다고 합니다. 더욱 심각한 것은 간이 돌이킬 수 없을 만큼 완전히 망가질 때까지 자신이 알코올 중독이라는 사실을 대부분 받아들이지 않는다는 것입니다. 또한 이는 가족 해체까지 이어지게 됩니다. 마약 조절이 불가능하듯 알코올 중독자에게 조절 음주는 불가능한 일입니다. 완전히 끊어야만 알코올 중독은 치료될 수 있습니다.

3) 비만에 대해

수용자 종합 검진 시 조사한 생활 습관에 관한 설문 조사에 따르면,[3] 입소

---

3) 같은 책, 70쪽.

전과 비교해 체중이 증가한 대상자는 53%로 나타났습니다. 대상자가 응답한 체중 증가 원인으로 41%는 규칙적인 식사 습관을 꼽았고 24%는 일상생활에서 신체 활동량 감소라고 응답했습니다. 이 외에 매끼 식사량 때문이라는 응답이 11%, 구매로 섭취하는 간식 때문이라는 응답이 9.1% 순이었습니다. 1달 간식비로 20만 원 이상 쓴다는 분이 의외로 많다는 사실을 진료 중 문진을 통해 알 수 있었습니다. 당뇨를 앓는 이 모 씨는 입소 시 체중이 93kg이었으나 몇 개월 만에 110kg이 넘게 증가했습니다. 당연히 혈당 조절은 악화되고 기존의 알레르기 피부 질환까지 심해져 힘들어했습니다. 본인은 하루 세끼만 먹는다고 변명했으나 원인을 알기 위해 식사 일기를 쓰게 한 결과 역시 식습관에 많은 문제가 있었습니다. 빵, 라면을 식사 대용으로 해결하는 일이 빈번했고 콜라, 주스류도 거리낌 없이 음용하고 있었습니다. 이처럼 하루에 섭취하는 칼로리가 많아지는 반면, 신체 활동량이 감소하면 당연히 비만으로 이어집니다. 이러한 비만은 기존에 잘 조절되던 고혈압, 당뇨를 악화시키고 무릎관절에 무리를 주어 통증을 유발하기도 하며 피부 알레르기 질환을 일으키기도 합니다. 비만이라는 원인은 그대로 둔 채 고혈압, 당뇨 약 용량을 증가시켜주기를 원하거나 진통제와 피부약을 복용해 상황을 악화시키는 경우도 있습니다. 욕구 조절, 절제, 자기 관리를 통해 자신의 몸을 스스로 가꿀 줄 알아야 합니다.

4) 가급적 삼가야 할 간식

여러분이 간식으로 섭취하는 구매 물품 목록을 잠깐 살펴볼 기회가 있었습니다. 확인 결과 빵과 라면이 구매량 측면에서 단연 1, 2위를 다툴 정도로 섭취 빈도가 많은 간식 품목이었습니다. 2000명이 생활하는 한 기관을 예로 들면 1주일에 빵은 8000여 개, 라면은 7000여 개가 섭취되는 것으로 확인했습니다. 빵과 라면은 정제된 밀가루로 만들어져 영양소는 별로 없고 칼로리만 높은 대표적 음식입니다.

빵에는 가장 나쁜 지방이라고 할 수 있는 쇼트닝과 이외에도 각종 유화제, 팽창제, 설탕, 방부제 등 식품첨가물이 많이 들어갑니다. 맛있는 빵을 먹을 때 무의식중에 이러한 물질이 몸속에 유입되고 이들은 쉽게 내장 비만이 된다는 사실을 알아야 합니다. 제과 제빵에 들어가는 쇼트닝, 튀김류에 들어 있는 지방 등은 몸속에 한번 자리 잡으면 좀처럼 제거되기 어렵기 때문에 플라스틱 지방이라 일컬어지기도 합니다. 또한 과자나 탄산음료, 주스류 등은 설탕이 많이 들어간 가공식품입니다. 콜라 1병에는 각설탕 10조각, 유산균 음료와 오렌지 주스에는 각설탕 6개 이상에 해당하는 설탕이 함유되어 있습니다. 고혈압, 당뇨, 비만, 알레르기 질환 등 만성질환을 가진 환우는 이러한 음식을 삼가는 것은 당연합니다. 히포크라테스는 "음식으로 고치지 못하는 병은 약으로도 고칠 수 없다"라고 말했습니다. 생활 습관 병을 치료하는 주체는 의사가 아닌 환자 자신이 되어야 합니다. 의사는 옆에서 조언하는 역할에 지나지 않다는 사실을 깨달으시길 바랍니다.

5) 현대 의학의 한계

통계청의 한국표준질병·사인분류 제6차 개정판(KCD-6)에 따르면 현재 1만 2603개의 질병 이름이 등재되어 있습니다. 미국의 소아과 의사 로버트 S. 멘델죤(Robert S. Mendelsohn)은 "의학적으로 필요한 의료행위는 전체의 5%에 지나지 않으며 현대 의학은 사고로 인한 부상이나 급성, 응급상황 중심으로 이용되어야 한다"[4]라고 했습니다. 그럼에도 환자들은 1만 2603가지의 모든 질병, 모든 증상을 없애기 위해 병원을 찾습니다. 그중에는 오히려 치료하다 생기는 의원병, 약물에 의한 약원병을 추가로 얻어 부작용만 키우는 사례도 있습니다.

미국 국립알코올중독연구소(NIAAA: National Institute on Alcohol Abuse and Alcoholism)의 책임자인 리처드 비치(Richard Veech)가 쓴 보고서에는 이런 대목이 있습니다. "사람들은 운동을 하고 싶어 하지 않는다. 그들은 건강한 식단을 짜서 먹으러 들지도 않는다. 음주를 그만두려 하지도 않고, 흡연도 계속하고 싶어 한다. 그 대신에 그저 알약 한 알을 먹고 싶어 할 뿐이다. 글쎄, 행운을 빌어줄 수밖에."[5] 만성질환 치료에서 현대 의학이 기여하는 정도는 일반인이 생각하는 만큼 그리 크지 않습니다. 환자 스스로 치유를 위한 노력이 동반되어야 함에도 의학 기술에 의존하는 손쉬운 방법을 택함으로써 스스로 위안을 삼는 것이라고 저 역시 생각하고 있습니다.

에릭 토폴(Eric Topol)은 그의 책에서 "미래에는 병원의 필요성이 크게 감소하여, 집중치료나 모니터링을 필요로 하는 급성기 환자를 주로 치료하는 공간으로 그 역할이 국한될 것이다. 병원들이 회피될 혹은 회피되어야 하는 이유는 상당히 여러 가지다. 비용이 너무 많이 든다는 것이 한 가지 이유다. 매년 8만 건의 심각한 병원 내 감염과 15만 건의 불필요한 시술 및 의료 과오가 발생하며, 그로 인해 2만 5000명 이상이 사망에 이른다"[6]라고 말하고 있습니다. 한국의 경우도 그렇습니다. 메르스의 예를 보더라도 대부분 응급실이나 입원 병실에서 감염되어 전파 및 확산되었습니다. 최근 서울과 원주 2곳에 소재한 모 의원에서 집단 발생한 C형 간염의 경우에도 병원 내 감염에 의한 것으로 추정됩니다. 제 환자 중에는 고관절 수술을 받은 후 골수염이 합병증으로

---

4) 김종수, 『현대의학의 불편한 진실』(아트하우스, 2008), 13쪽에서 재인용.

5) 크리스토퍼 완제크, 『불량의학』, 박은영 옮김(열대림, 2006), 92쪽에서 재인용.

6) 에릭 토폴, 『청진기가 사라진다』, 423쪽.

와서 재수술을 17회나 받아야 했는데 이 역시 병원 내 감염에 의한 것이었습니다. 우리 몸의 자연 치유력은 부작용이 전혀 없이 질병의 상당 부분을 해결할 수 있는 무상 진료의 유일한 해법입니다.

2. 놀라운 자연 치유 효과

1) 감기의 정체

오늘은 '감기의 정체'에 대해 말씀드리도록 하겠습니다. 감기는 주로 봄, 가을에 찾아오는 반갑지 않은 손님입니다. 이러한 이유는 큰 일교차로 인해 몸의 저항력이 떨어지기 때문이지요. 원인 바이러스가 무엇이냐에 따라 나타나는 증상이 콧물이 되기도 하고 인후통과 몸살이 되기도 하며 때로는 기침이 되기도 합니다. 이러한 감기 증상에는 다 이유가 있습니다.

바이러스를 물리치기 위한 신체 반응이 증상으로 나타나게 됩니다. 기침을 하는 이유는 세균이나 가래를 밖으로 배출하기 위해서입니다. 몸에서 열이 나는 이유는 바이러스를 더 쉽게 물리치기 위한 환경을 만드는 것이지요. 즉, 체온을 올려 바이러스의 활동을 억제하는 역할을 합니다. 몸이 아프면서 식욕이 저하되는 이유는 소화에 필요한 에너지를 줄여 바이러스를 물리치는 데 모든 에너지를 집중하기 위해서입니다. 감기에 걸리면 몸은 비록 고생하지만 유익한 점도 있습니다. 감기를 통해 몸은 비상시에 대비한 면역 훈련 기회가 될 수 있습니다.

태풍이 한 번 지나가면 오염된 바다가 깨끗이 청소가 되는 것처럼 면역 반응을 통해 몸이 정화되는 기회가 될 수 있지요. 현재까지 감기를 치료하는 특별한 방법은 없습니다. 하지만 많은 사람이 감기를 빨리 낫게 하려고 약을 찾습니다. 처방되는 약은 증상을 완화시키는 약이 대부분입니다. 바이러스의 종류와 인체의 면역 상태에 따라 하루나 이틀 만에 좋아지기도 하고 2주 이상 지속되기도 합니다. 감기를 앓는 기간이 약의 종류와 무관하다는 말입니다. 그런데도 환자는 약을 독하게 먹으면 빨리 낫는다고 생각합니다. 가래 배출을 하는 데 필요한 기침을 단숨에 억제시켜주기를 원합니다. 바이러스의 활동을 막는 역할을 하는 체온 상승을 해열제가 빨리 내려주기를 바랍니다. 그리고 의사는 환자를 이해시키고 자세히 설명하기보다 해열제와 기침약을 처방해 진료를 빨리 끝내는 편이 수월하다고 생각합니다. 감기약을 먹으면 빨리 낫는다고 생각하는 이유는 우연히 좋아질 만한 시점에 약을 먹었던 경험이 뇌에 각인되기 때문입니다. 또한 약을 먹으면 빨리 나을 것이라는 긍정적 기대 효과도 작용을 하지요. 이러한 긍정적 기대 효과를 플라시보 효과라고 합니다. 오늘부터 이렇게 말씀해보세요. "감기약 약하게 처방해주세요."

2) 잘 씹을 때 생기는 기적

최근에 한 외국 식당을 간 적이 있습니다. 외국인 종업원이 식사를 끝낸 한국인 단체 손님을 향해 장난스럽게 '빨리빨리'를 외치며 접시를 치우는 모습을 보았습니다. 외국에서는 한국인 단체 손님을 환영한다는 이야기가 있지요. 그 이유는 복잡한 시간대에 식사를 빨리 끝내고 나가기 때문이랍니다. 여러분의 식사 속도는 어떠십니까?

속 쓰림, 소화불량 등 위장 장애를 호소하는 환자에게 식사 습관을 물어보면 십중팔구는 빨리 먹는 편이라고 말합니다. 강북삼성병원 서울종합검진센터 고병준 교수팀이 한국 성인 1만 893명의 식습관을 조사했는데요. 빠르게 식사하는 집단(5분 미만)이 느리게 식사하는 집단(15분 이상)보다 미란성 위염 위험도가 무려 71%나 높았습니다. 그럼에도 15분 이상 천천히 먹는 사람은 조사 대상자의 9.5%에 지나지 않았습니다.[7]

그러면 천천히 잘 씹으면 어떤 효과가 있을까요? 첫째는 잘 씹을 때 분비되는 타액에 의한 효과를 볼 수 있습니다. 타액에는 3종류의 소화 효소와 1종류의 활성산소 제거 효소가 있습니다. 이 외에도 살균 및 항균 작용과 노화 방지를 하는 물질이 포함되어 있지요. 따라서 식사를 할 때 잘 씹게 되면 소화 작용도 잘 이루어지게 됩니다. 반면에 충분히 씹지 않은 상태로 음식물이 넘어가게 되면 더부룩함, 속 쓰림, 위산 역류 현상이 발생하게 됩니다. 또한 충분히 씹지 않으면 활성산소를 제거하는 효소가 분비되지 않아 독성 물질이 혈액 속으로 들어올 확률을 높이게 됩니다. 그렇게 되면 알레르기 질환이 악화되기도 하고 암 발생 가능성도 높아지게 되는 것이죠.

둘째는 잘 씹게 되면 뇌 기능이 좋아집니다. 뇌로 가는 혈액순환이 좋아지고 전두엽 발달에도 도움이 됩니다. 양측 치아를 골고루 사용하면 이러한 효과가 더욱 상승한다고 합니다. 행복 호르몬이 20% 정도 증가한다고 하니 우울증에도 도움이 될 것입니다.

셋째는 치아 건강에 도움이 됩니다. 여러분은 양측 치아를 균형 있게 사용하고 계시는지요. 저는 습관적으로 좌측 치아를 70% 이상 사용하는 편인데요. 최근 우측 치골에 낭종이 생겨 수술로 제거한 적이 있습니다. 그때의 경험을 통해 알게 된 사실은 잘 사용하지 않는 치아에 염증 및 충치도 더 잘 생긴다는 것입니다. 오늘부터 동료와 함께 30회 이상 씹기를 실천해봅시다.

---

7) 강북삼성병원, "밥 빨리 먹으면 위염 위험 71% 상승", http://www.kbsmc.co.kr/healthinfo/healthinfo_book_read.jsp?pSeq=3114(검색일: 2015.12.21)

3) 나의 위장 속 의사

히포크라테스는 기원전 400년경 "인간은 태어날 때부터 몸속에 100명의 명의를 지니고 있다"라고 했습니다. 앞으로 몇 차례에 걸쳐 몸속 명의에 대해 소개하는 시간을 갖도록 하겠습니다. 지난 시간 말씀드린 음식을 씹을 때 나오는 타액은 이미 우리가 만난 첫 번째 의사라고 할 수 있습니다. 다음으로 소개할 의사는 위 속에서 분비되는 위산입니다. 속 쓰림이 위산 때문이라고 알려져 있기 때문에 나쁜 물질로 오해할 수 있지만 위산은 3가지 중요한 기능을 하고 있습니다. 첫째는 펩시노겐을 펩신이라는 소화효소로 바꿔주는 역할입니다. 이 효소는 쇠고기와 닭고기 같은 단백질을 분해시킵니다. 둘째는 음식을 먹을 때 함께 유입될 수 있는 세균이나 미생물을 살균하는 작용을 합니다. 셋째는 철, 칼슘 등 각종 미네랄 흡수를 돕는 역할을 합니다.

위산이 제 역할을 하지 못하는 경우는 다음과 같습니다. 꼭꼭 씹지 않아 입 속의 타액이 제 기능을 충분히 못하거나 과식을 하게 되면 위장 속 의사는 과로를 하게 됩니다. 그렇게 되면 소화불량이 오기 쉽고 살균이나 해독이 되지 못한 채 독소나 나쁜 균을 소장으로 내려 보내게 됩니다. 다음으로 진통제와 제산제를 장기 복용하는 경우입니다. 진통제는 위 점막에 산소를 공급하는 식량 공급로를 차단시켜 쉽게 염증을 일으키도록 만듭니다. 이때의 속 쓰림은 진통제를 그만 복용하라는 일종의 경고 메시지입니다. 이러한 신호를 무시한 채 제산제를 추가로 복용하면 당장은 속 쓰림이 줄겠지만 제대로 분비되어야 할 위산이 분비되지 않아 소화 기능은 더욱 떨어지게 됩니다. 그뿐 아니라 위산에 의한 살균이 되지 않아 위 점막에는 헬리코박터 파이로리균이 증식하게 됩니다. 이 균은 위염, 위궤양, 위암과도 깊은 관련이 있습니다. 제산제 등 위장약의 장기 복용은 내 안의 의사를 실업자로 만드는 것과 같습니다. 이러한 약의 습관적 복용을 멈추고 잠자고 있는 내 몸속 의사를 깨워야 합니다.

4) 나의 소장, 대장 속 의사

지난 시간에 이어 오늘은 소장과 대장에 존재하는 명의를 소개하겠습니다. 히포크라테스는 이미 2000여 년 전 "모든 질병은 소화기관에서 시작된다(All disease begins in the gut)"라는 말로 장 내 건강의 중요성을 강조했습니다. 즉, 좋지 못한 소화 기능이 모든 질병의 뿌리라는 것입니다. 수천 년이 지난 오늘날에 이르러서야 이 말의 의미가 과학적으로 조금씩 밝혀지고 있습니다. 인간은 60조 개의 세포로 이루어져 있는데 장 속에는 이보다 훨씬 많은 100조 개가 넘는 세균이 살고 있지요. 지난 시간에 소개한 타액과 위산이 몸을 지키는 1차 방어 역할을 한다면 장에 존재하는 세균은 2차 방어선 역할을 한다고 할 수 있습니다. 장에 살고 있는 유익한 세균은 훌륭한 아군인 셈이지요. 이들은 500종 이상, 100조 개가 넘는 세균으로 이루어져 있는데 상당수는 장내 환경이 어떤 상태이냐에 따라 나쁜 균주 혹은 좋은 균주로 바뀔 수 있습니다. 따라서 이들 유동적인 세균이 좋은 균주가 될 수 있도록 장 생태계를 잘 가꾸는 것이 중요합니다. 그렇다면 장내 세균은 어떤 역할을 하고 있을까요?

첫째는 음식을 소화하고 비타민을 합성하는 역할을 합니다. 둘째는 음식과 함께 유입된 유해 물질을 분해하고 발효시켜 독소를 제거하는 역할을 합니다. 셋째는 면역 기능의 70%는 장에서 담당하는데 장에 존재하는 면역 세포는 이들 장내 세균에 의해 활성화됩니다. 이 중 NK 세포는 암세포를 제거하는 기능도 있지요. 넷째는 세로토닌과 도파민의 전구물질을 합성해 마음 상태까지도 영향을 미칠 수 있습니다. 오늘날 현대 의학으로도 완치할 수 없는 고혈압, 당뇨, 대사 증후군, 자가 면역 질환 등 각종 만성질환이 장내 환경 훼손과 밀접한 관련이 있다는 것이 밝혀지고 있습니다. 입을 통해 들어온 각종 독소, 중금속 같은 유해 물질이 제거되지 못하고 소장 점막을 통해 혈액 속으로 유입되면 이러한 질병이 유발될 수 있다는 것이죠. 그렇다면 장내 생태계를 잘 보존하기 위해 어떻게 해야 할까요? 다음 시간에는 이 방법을 말씀드리겠습니다.

5) 장을 건강하게 지키는 방법

오늘은 좋은 장내 환경을 만드는 방법을 말씀드리겠습니다. 이것은 유익한 세균이 잘 번식하고 나쁜 세균은 살아가기에 부적합한 환경을 말합니다. 장내 세균은 위, 소장, 대장에 걸쳐 적절한 밀도를 유지해야 합니다. 즉, 대장 쪽으로 갈수록 세균 수가 일정한 배수로 증가되어야 하지요. 대장보다 오히려 소장에 장내 세균이 많아진다거나 혹은 좋은 균주보다 나쁜 균주가 많아지면 이것은 장내 생태계가 파괴되고 있음을 의미합니다. 이것은 곧 만성질환의 씨앗이 될 수 있지요. 그렇다면 좋은 장내 환경은 어떻게 만들 수 있을까요?

복부의 체온을 항상 따뜻한 상태로 유지하십시오. 수면 중에 복부만큼은 이불을 잘 덮고 잔다거나 규칙적인 운동으로 몸의 체온을 올리는 것이 좋습니다. 그리고 변비를 예방해야 합니다. 변비는 나쁜 균주의 번식을 돕는 좋은 조건이 됩니다. 운동은 체온을 올려줄 뿐 아니라 장의 움직임을 자극해 변비 예방 효과도 있습니다. 또한 채소에 많은 식이섬유 섭취는 유익한 세균의 좋은 먹잇감이 되고 원활한 배변 활동을 도와줍니다.

다음으로는 나쁜 장내 환경이 되는 요인을 소개하겠습니다. 좋지 못한 식생활 및 생활 습관이 주요 요인이 됩니다. 잦은 음주를 한다거나 음식의 부패를 막기 위한 식품 첨가물이 자주 체내로 유입되면 장내 세균의 기능이 억제됩니다. 백설탕이 많이 들어간 패스트푸드, 햄, 소세지 등 가공식품류, 육식 위주

식사도 나쁜 균의 성장을 돕는 자양분이 됩니다. 가장 치명적인 것은 항생제를 남용하는 것입니다. 항생제는 장내 세균을 죽여 나쁜 균이 번식하도록 하기 때문에 꼭 필요한 경우에 한해서만 복용해야 합니다.

고혈압, 당뇨, 고지혈증을 생활 습관병이라고 부르는 이유는 이와 같은 잘못된 생활 습관과 깊은 관련이 있기 때문입니다. 고혈압 약, 당뇨 약, 유산균 제품을 복용하는 것보다 더욱 중요한 일은 먼저 이러한 생활 습관을 고치는 것이 우선입니다. 매일 먹는 음식, 약물 오남용만 주의해도 장내 생태계는 충분히 보존될 수 있습니다.

3. 감염성 질환 등의 예방법

1) 전염병과 인간

최근 매일 보도되는 급성 전염병으로 인해 희망가족도 걱정이 많으시리라 생각됩니다. 지금으로부터 1만여 년 전으로 돌아가봅시다. 사냥하고 채집 생활하던 때는 오늘날과 같은 전염병을 전 세계가 이처럼 걱정할 일이 없었습니다. 인간과 미생물은 서로의 영역을 침범하지 않고 공존했고 전염병이 발생하더라도 다른 지역으로 퍼지기는 쉽지 않은 일이었죠. 하지만 농경 생활과 가축을 집에서 기르기 시작하고 도시를 형성하면서 자연과 환경은 훼손되기 시작했습니다. 삶의 영역을 침범당한 미생물은 동물만 숙주로 삼던 생활을 벗어나 인간에게도 기생할 수 있도록 진화를 거듭해야 했지요. 가축 사육은 이를 위해 좋은 여건이 되어 주었습니다. 조류독감, 에볼라, 결핵 등도 처음에는 동물에게만 기생하던 미생물에서 시작된 질병이었습니다. 자연과 환경을 파괴

한 인류를 향해 진화하는 새로운 종은 앞으로도 끊임없이 도전할 것입니다. 그렇다고 너무 두려워할 필요는 없습니다. 그들도 생존을 위해 숙주인 인간을 파멸시킬 의도는 없으니까요. 역사를 볼 때 결국 승리하는 쪽은 항상 인간이었습니다. 대부분의 건강한 사람은 자연 치유로 회복될 수 있습니다. 자연 치유력을 위해서는 다음과 같은 기본을 잘 지켜야 합니다.

첫째는 몸에 해가 될 수 있는 유해 물질의 체내 유입을 막아야 합니다. 둘째는 과식, 과로, 과욕 등을 삼가야 합니다. 셋째는 평소 운동을 통해 기초 체력을 강화해야 합니다. 넷째는 손 씻기 등 개인위생에 충실하는 것입니다. 다섯째는 사람이 많이 모이는 장소를 피하는 것이 좋습니다. 여섯째는 스트레스를 다스릴 수 있는 마음의 근육을 키워야 합니다. 마지막으로 삶의 방식을 최대한 자연의 질서에 맞추어야 합니다. 자연의 법칙에 순응하고 지키는 것이 미생물과의 공존을 회복하는 방법입니다. '메르스 까짓 거 별것 아니야'라는 담대함으로 현재의 어려움을 함께 극복해갑시다.

2) 바이러스의 항변

오늘은 제가 바이러스와 세균의 대변자가 되어 그들의 입장에서 말씀드려볼까 합니다. 그럼 시작하겠습니다. 나와 같은 미생물은 수억 년 전부터 인간의 역사와 함께 해왔습니다. 야생동물을 숙주로 삼아 기생하던 나는 인간에게 아무런 피해를 주지 않고 살아왔지요. 하지만 그들이 농경 생활의 시작과 함께 집단생활을 하면서 자연을 훼손하기 시작했습니다. 그러더니 나의 숙주인 야생동물을 가축으로 사육하더군요. 평화롭게 살아가던 나와 야생동물 사이에 인간이 무례하게 끼어들기 시작한 거지요. 더욱 화가 나는 일은 자연의 훼손으로 내 고향 삶의 터전을 잃어버린 거예요. 어쩔 수 없이 나는 인간을 숙주로 삼아야 했고 타고난 생존 본능으로 진화를 거듭했습니다.

　인간을 숙주로 삼고 살아야 할 내 입장에서 그들을 멸망시킬 생각은 애당초 없었습니다. 호흡기 증상을 일으키는 이유는 기침을 유발해 내 형제들을 전파하기 위한 하나의 수단일 뿐입니다. 콜레라균이라는 내 친구는 설사를 일으켜 다른 인간에게로 옮기는 재주를 습득했더군요. 나와 내 형제들이 인간 숙주를 옮겨 다니는 동안 면역이 저하된 그들이 종종 사망하는 부작용이 생기곤 합니다만 처음부터 그럴 의도는 아니었음을 이 자리를 빌려 해명하고 싶습니다. 치명적이거나 심한 증상이 나타나는 것은 대개 내가 인간을 처음 만났을 때뿐입니다. 일종의 적응 과정 중 나타나는 현상이지요. 환경을 오염시키고 자연의 질서를 거스르는 인간의 행동이 지속되는 한 나의 돌발 행동은 멈추지 않을 것입니다.

3) 기침 예절

　오늘은 기침 예절에 대해 말씀드리겠습니다. 기침은 바이러스와 세균이 숙주를 옮겨 다니며 증식하기 위한 수단 중 하나입니다. 미생물이 숙주를 옮겨 가는 방법은 독감이나 결핵 등과 같이 기침을 통한 호흡기 감염, A형 간염이나 콜레라처럼 설사를 일으켜 전염시키는 수인성 감염, 임질과 매독처럼 직접적인 성 접촉을 통해 이루어지는 성 매개 감염, 말라리아나 쯔쯔가무시병처럼 곤충 매개 감염 등이 있습니다. 이 중 호흡기를 통한 감염은 바이러스 입장에서는 한 번의 기침으로 다수의 숙주로 옮겨 가기 손쉬운 수단이 됩니다. 기침을 한 번 하게 되면 수천 개의 타액 입자가 순식간에 4~5m 이상을 날아가게 됩니다. 재채기의 경우는 이보다 2배나 빠른 속도로 더 멀리 그리고 더 많은 타액 입자를 날려 보낼 수 있습니다.

감기, 독감, 메르스, 결핵 등은 이와 같은 비말 감염으로 타인에게 전파가 됩니다. 따라서 기침이나 재채기할 때는 바이러스나 세균이 다른 사람에게로 옮겨가지 못하도록 기침 예절을 숙지해야 합니다. 손바닥을 사용하는 것보다 손수건을 이용하거나 마스크를 준비해 착용하는 것이 바람직합니다. 손수건이나 마스크가 없다면 본인의 팔을 굽혀 팔꿈치 내측으로 입을 감싼 후 하는 방법이 차선책입니다.

감염성 질병의 50~70%가 손을 통해 전염되기 때문에 요즘처럼 감염병이 유행하는 시기에는 손을 자주 씻고 눈, 코, 입 등을 가급적 만지지 말아야 합니다. 기침 예절을 잘 지키고 호흡기 증상이 심할 때는 대중교통을 자제하는 것, 자가 격리를 철저히 지키는 것 등은 선진 국민에게 필요한 예절이자 타인에 대한 배려입니다. 혹시 격리 대상자가 되어 운동, 출정, 접견 등이 금지되는 것은 개인의 자유를 침해하는 것이 아니라는 점을 이해하시기 바랍니다.

4) 식중독

며칠 전 국내 시장 점유율 상위권을 차지하는 유명 떡 제조업체가 구설수에 올랐습니다. 식중독균이 검출된 떡 180억 원어치를 시중에 유통시켰다는 내용이었습니다.

제가 최근 진료했던 57세 정 모 씨는 복통, 설사로 며칠간 의료과 진료를 받다 39도 이상의 고열이 지속되고 설사가 호전되지 않아 세균성 장염으로 외부 병원에 4일간 입원 치료한 사실이 있습니다. 이처럼 고온 다습한 여름철은 음식에 있는 세균이 번식하기 쉬워 식중독이 발생할 가능성이 높은 시기입니다. 흔한 원인균으로는 장티푸스균, 시겔라균, 콜레라, 비브리오, O-157 대장균, 포도상구균 등을 예로 들 수 있습니다. 이들 대부분은 제1군 법정 감염병에 속하는 균으로 집단 발병 우려가 크고 독성 또한 매우 강한 균종입니다. 이번에 매스컴에 보도된 떡 같은 가공식품이나 냉동식품, 햄버거에 들어가는 쇠고기, 날달걀, 오염된 야채나 과일, 씻지 않은 손 등을 통해 감염될 수 있습니다. 이러한 식중독을 예방하기 위해 손을 잘 씻는 것이 가장 중요합니다. 야채나 과일은 흐르는 물에 잘 씻은 후 먹어야 하고 여름철에는 가급적 고온에서 조리한 음식을 드시길 권장합니다. 먹다 남은 음식을 아껴두었다가 나중에 먹는 습관도 여름철에는 피하셔야 합니다.

5) 손 씻기의 효과

10월 15일이 무슨 날인지 아십니까? 이 날은 세계 어린이가 각종 감염병으로 사망하는 것을 방지하고자 유엔총회에서 매년 '세계 손 씻기의 날'로 정한 날입니다. 전 세계적으로 특정한 날을 정해놓을 만큼 손 씻기가 중요하다는 말입니다. 질병관리본부는 손 씻기만 잘해도 사스, 인플루엔자, 콜레라, 유행성 눈병 등 각종 감염성 질환의 50~70%가 예방 가능하다면서 손 씻기를 잘 실천하도록 홍보하고 있으나 이를 실행에 옮기는 비율은 그렇게 높아 보이지 않습니다. 감염병 예방을 위해 손 씻기가 가장 경제적이면서 효과적이라는 사실을 모두가 공감하고 있으면서 말이죠.

영국의 한 교수는 학생들에게서 휴대폰을 수거해 배양 접시에 넣고 사흘간 배양한 결과 세균이 득실거리는 사진을 공개해 인터넷에서 크게 화제가 된 일이 있었습니다.[8] 눈에 보이지 않는 휴대폰 세균을 배양해 보여주니 시각적인 효과는 분명히 있는 것 같습니다. 그렇다면 휴대폰의 그 많은 세균은 어디에서

---

8) 이재구, "내 스마트폰에 세균이 득실...손위생 주의", http://www.ittoday.co.kr/news/article View.html?idxno=57148(검색일: 2015.01.16.)

왔을까요? 당연히 사람의 손을 통해 오염이 되었겠지요. 손에 의해 오염된 휴대폰이 깨끗이 씻은 손을 다시 오염시키는 악순환이 반복되는 것입니다.

이처럼 사람 신체 중 손은 나쁜 세균이 가장 많이 그리고 쉽게 상주할 수 있는 곳입니다. "감기를 일으키는 바이러스는 공기 중에서 두 시간 정도 생존하지만, 사람의 손에서는 70시간이나 생존한다고 합니다."[9] 대장균, 포도상구균, 연쇄상구균, 곰팡이, 바이러스까지 포함해 평균 수만 마리에서 수십만 마리가 살고 있습니다. 손은 흐르는 물에 비눗물로 30초 이상 씻어야 효과가 있습니다. 이때 6만여 마리의 세균이 제거된다고 하니 이처럼 중요한 손 씻기를 명심하고 오늘부터 적극 실천해봅시다.

4. 약물 이야기

1) 약물 부작용 1

오늘의 주제는 '약물'에 관한 것입니다. 작가 볼테르는 "약이라는 것은 병이 자연적으로 치유될 동안 환자를 즐겁게 해 주는 도구일 뿐이다"[10]라고 악평했습니다. 만약 약이 부작용만 없다면 위약 효과에 의한 효능만으로도 충분한 가치가 있습니다. 하지만 "잘못된 의약품 투여가 원인이 되어 환자가 사망하는 경우가 미국에서 연간 10만 명이라는 점과, 병원에는 심각한 질병을 일으키거나 강한 내성을 보이는 세균이나 병원체가 매우 많다는 사실까지 고려

9) 대한의학회·대한의사협회, 『굿 닥터스』, 84쪽.
10) 제롬 그루프먼·패멀라 하츠밴드, 『듣지 않는 의사, 믿지 않는 환자』, 박상곤 옮김(현암사, 2013), 28쪽.

하면, 사람들을 집에 머물게 하면서 모니터하는 것은 단점보다 장점이 많을 수 있습니다."[11]

가장 흔한 약물 부작용으로는 소화불량, 속 쓰림 등 위장 장애입니다. 약에 의해 기저 질환이 악화되기도 하는데 진통제에 의한 혈압 상승, 녹내장, 전립선 비대, 알레르기 질환 악화를 그 예로 들 수 있습니다. 이 외에도 밝혀지지는 않았지만 원인 불명의 다양한 증상이 복용 중인 약물의 상호작용으로 나타날 수 있습니다. 식품의약품안전처는 2014년 한 해 동안 한국의약품안전관리원에 보고된 의약품 부작용 등 안전성 정보는 18만 3554건이라고 밝혔는데 증상별 보고 건수는 '헛구역질' 2만 8141건(15.3%), '가려움증' 1만 6868건(9.2%), '두드러기' 1만 5014건(8.2%), '구토' 1만 4929건(8.1%), '어지러움' 1만 4256건(7.8%), '발진' 1만 2081건(6.6%), '설사' 6768건(3.7%) 등의 순이었습니다.[12]

문제는 이러한 증상이 나타나면 약물에 의한 부작용인지 아니면 다른 원인에 의한 것인지 감별하기가 매우 어렵습니다. 그래서 환자가 어떤 증상을 호소하면 또 다른 약이 추가되는 상황이 발생하는 경우도 있습니다. 약물에 의한 부작용을 치료하기 위해 또 다른 약물이 사용될 수도 있다는 말이지요. 10종류 이상의 약을 복용하면서 이해할 수 없는 다양한 증상을 호소하는 환자를 진료하고 있자면 답답할 때가 참으로 많습니다. 이들 환자는 약을 처방한 의사와 약에 대한 의존도가 상당히 높은 편입니다. 그래서 약을 한 알이라도 줄이려고 해도 줄일 수 없는 상황에 처하고는 합니다. 시간을 들여 이해시키는 수밖에요.

---

11) 에릭 토폴, 『청진기가 사라진다』, 151쪽.
12) 식약처, "2014년 의약품 안전성 정보 보고 동향 분석", 2015년 4월 1일 자 보도자료.

2) 약물 부작용 2

　나이가 젊은데도 불구하고 소변이 시원하게 안 나온다고 호소하는 환자가 드물지 않습니다. 이런 경우는 꼭 약물 복용력을 확인해야 합니다. 비뇨기 계통의 부작용을 일으키는 흔한 약물로는 항히스타민제, 근이완제, 스테로이드제를 예로 들 수 있습니다. 전립선 비대증이 있는 환자가 허리가 아파서 근이완제를 먹으면 소변이 잘 안 나오는 증세가 심해집니다. 또한 콧물 감기약을 먹고 방광이 팽창되어 소변 줄을 끼워야 하는 경우도 있습니다. 평소에 소변 줄기가 약하고 야간에 소변보러 일어나야만 하는 전립선 비대증 환자의 경우에는 근이완제나 항히스타민제를 포함하는 감기약 등을 복용할 때는 특히 주의해야 합니다. 녹내장 환자 역시 근이완제나 알레르기 약물, 콧물 감기약을 복용할 때 안압이 증가하는 부작용이 발생할 수 있습니다. 위궤양 환자가 진통제나 아스피린을 복용하고 위장 출혈이 발생하기도 하는데 진통제와 아스피린을 병용해 복용할 경우는 장출혈 가능성이 더욱 높아집니다.

　제가 맨 처음 취직한 병원에서 겪은 일입니다. 그 당시 환자가 진통제 주사를 왜 맞았는지는 기억나지 않습니다. 엉덩이에 근육주사를 맞은 환자가 불과 1~2분 후 갑자기 얼굴과 목 부위가 붉게 달아오르면서 호흡곤란을 호소했습니다. 약물 부작용으로 인한 아나필락틱 쇼크(anaphylactic shock)란 부작용 증상이 나타난 것입니다. 급하게 심폐 소생술로 위기를 넘긴 경험은 이후에 진통제의 근육주사를 꺼리는 계기가 되었습니다.

　여러분이 흔히 복용하는 고지혈증약도 부작용이 있기는 마찬가지입니다. 먼저 근골격계 부작용을 말씀드리면 근육 경련, 근육 피로, 근염, 근 질환, 관절염, 점액낭염, 건활막염, 근무력증 등이 있습니다. 피부 계통 부작용으로는 가려움, 발진, 탈모증, 접촉성 피부염, 피부 건조, 발한, 여드름, 두드러기, 습진, 지루, 피부 궤양 등이 있고 이외에도 약품 설명서에 나와 있는 부작용만 100여 가지에 달합니다. 따라서 교정 시설에서는 고지혈증 약을 예방적으로 복용하기보다 식이요법과 운동으로 먼저 치료하는 것을 권유합니다. 여러분이 임의로 복용하는 약물은 반드시 약품 설명서를 꼼꼼히 읽어보는 습관을 가지시기 바랍니다.

3) 약 버리지 말고 반납해주세요

오늘은 희망가족의 약 복용 실태를 말씀드리겠습니다. 2011년 법무부 자료에 따르면 52.5%의 수용자가 정기적으로 약을 복용하는 것[13]으로 나타났습니다. 60세 이상 고령층에서는 78.4%까지 그 비율이 높아집니다. 이것은 일반 국민에 비해 높은 수치입니다. 2008년 형사정책연구원의 "약 복용 실태"는 놀라운 결과를 보여주고 있습니다. 모두 복용했다고 답변한 경우는 한 사람도 없었고 60% 이상에서 대부분 버렸다고 응답했습니다.[14]

2011년 법무부 조사에서는 정확히 약 복용법을 지키는 대상자가 66.4%로 2008년 조사에 비해 현저히 좋아지긴 했으나 여전히 처방을 받고 복용하지 않는 경우가 많은 것으로 나타났습니다. 복용하지 않은 약 중 일부는 화장실 등을 통해 하수구로 흘러들어가 식수원을 오염시킬 수 있습니다.

전국 5개 도시의 하수종말처리장 수질이 조사된 바 있습니다. 무분별하게 버려지는 불용 의약품으로 물속에 콜레스테롤 약, 소염 진통제 등의 농도가 외국보다 3~8배나 높은 것으로 나타났고 최근에는 팔당호와 한강 본류에서도 의약품 성분이 검출되었다고 보도되었습니다. 이러한 물은 생태계를 교란

---

13) 법무부·한국건강관리협회, 『건강상태 및 생활습관 조사결과 분석』, 105쪽.
14) 국가인권위원회, 「구금시설 내 수용자 건강권 보장을 위한 토론회」, 41쪽.

시키고 슈퍼박테리아를 출현시키며 희망가족이 마시는 식수로 다시 되돌아올 수 있습니다. 한 해 폐기한 의약품이 수백 톤이며 그 양이 매해 증가하고 있다고 합니다. 복용하지 않은 약은 반드시 반납해주시고 불필요한 약 신청은 자제해주시기 바랍니다.

4) 연고 사용의 주의

고온 다습한 여름철이 되면 잠재되어 있던 무좀균이 자주 재발하곤 합니다. 건강보험공단에 따르면 날이 더워지는 5월부터 무좀 질환이 증가하기 시작해 8월까지 최고조에 이른다고 합니다. 피부 질환이 많은 여름철이니만큼 오늘은 피부 연고에 대해 말씀드리겠습니다. 일반인에게 호랑이 연고가 있다면 희망가족에게는 단연 백고연고가 있습니다. 추정컨대 흰색 연고를 통칭해 희망가족은 백고연고라고 하지 않나 생각합니다. 피부에 바르는 연고에는 크게 4종류가 있습니다. 바이러스 피부 질환에는 항바이러스 연고, 세균성 피부 질환에는 항생제 연고를 사용합니다. 무좀 같은 곰팡이로 인한 피부 질환에는 항진균제를 사용하고 알레르기성 피부 질환에는 스테로이드 연고를 사용합니다.

이처럼 병에 따라 각각의 피부 질환에 맞는 연고가 있습니다. 바이러스, 세균, 곰팡이 같은 미생물로 인한 피부 질환에 스테로이드 성분이 함유된 연고를 바르면 피부의 자연 치유력을 감소시킬 뿐 아니라 오히려 미생물의 번식을 조장할 수 있습니다. 또한 스테로이드 연고를 얼굴에 바르면 여드름이 악화되기도 하고 없던 모낭염이 생기기도 합니다. 동료의 피부 연고를 얻어 쓴다거나 과거에 다른 피부 질환으로 처방된 연고를 새로 발생한 병변에 바르다 오히려 악화되는 경우도 자주 볼 수 있습니다. 이들 연고는 모두 흰색으로 보이기 때문에 일반인은 모양만 보고 구분하기 쉽지 않습니다. 아껴 쓰고 나눠 쓰고 바

꿔 쓰고 다시 쓰자는 이른바 '아나바다' 운동을 피부 연고에는 적용하는 것이 아니라는 점을 말씀드립니다.

5) 개구리의 구토

모든 생명체는 자신의 몸을 보호하고 생존하는 데 필요한 신비한 기능이 있습니다. 그중 개구리의 생존 본능을 소개하겠습니다. 개구리의 구토는 참 독특하고 생명의 신비로움을 느끼게 합니다. 개구리는 종종 위를 입 밖으로 뱉어냅니다. '위 세탁'으로 불리는 이런 행동은 개구리의 생존 전략 중 하나입니다. 주요 식량인 파리로 착각하고 꿀벌을 잘못 삼키게 되었을 때 벌이 개구리의 위벽을 침으로 쏘게 되면 이때 긴급 처방으로 위와 함께 벌을 뱉어내 버리는 것입니다. 이처럼 무지막지한 방법으로 살아가는 까닭은 개구리의 시력에 문제가 있기 때문입니다. 개구리는 움직이는 것만 볼 수 있습니다. 또 움직이는 것이라 하더라도 그것이 먹이가 되는 파리인지 아니면, 독이 되는 벌인지 구별할 능력이 없는 것이죠. 그래서 움직이는 것이 있으면 일단 삼키고 보는 것이 이들의 먹이 사냥법입니다.

독이 되는 음식을 삼켰을 때의 응급처치가 바로 위를 뱉어내 훌훌 털어버리는 것입니다. 인간은 몸에 좋은 것과 나쁜 것을 철저히 구별할 수 있는 지혜가 있습니다. 이러한 분별력이 있음에도 때때로 자의로 몸에 해로운 것을 섭취하는 우를 범합니다. 담배, 알코올, 마약 같은 물질 중독에서 왜 스스로 벗어나지 못하고 여러 번 좌절해야 하는지 자신을 돌아보는 시간을 가져봅시다.

5. 안전사고 유의하세요

1) 폭염 주의

어제는 중복이었습니다. 더위가 최고조에 달하는 시기이지요. 2003년 여름 프랑스 등 유럽에서는 갑작스럽게 닥친 더위로 수많은 사람이 죽은 사건이 있었습니다. 당시 사망자 수는 2만~3만 5000명 가량으로 추산되었고 파리 시에서는 시신을 보관할 수 있는 시설이 많지 않아 큰 혼란에 빠지기도 했다고 합니다. 노인은 젊은 사람과 비교해 상대적으로 기온 변화에 신속하게 반응하지 못합니다. 따라서 탈수와 체온 상승으로 신체 내부의 조절 기능이 쉽게 흔들리게 됩니다. "삼복 기간에는 입술에 붙은 밥알도 무겁다"라는 속담이 있습니다. 하물며 좁은 밀폐된 공간에서 여러 명이 생활하는 경우는 얼마나 힘이 드시겠습니까? 신영복 교수의 옥중서간인 『감옥으로부터의 사색』의 표지 글은 이러한 상황의 어려움을 잘 표현하고 있는데 내용은 다음과 같습니다.

여름 징역의 열 가지 스무 가지 장점을 일시에 무색케 해버리는 결정적인 사실, 여름 징역은 자기의 바로 옆 사람을 증오하게 한다는 사실 때문입니다. 모로 누워 칼잠을 자야 하는 좁은 잠자리는 옆 사람을 단지 삼십칠 도의 열 덩어리로만 느끼게 합니다.

불쾌지수가 높아지면 불쾌감이나 짜증이 일어나기 쉽고 자제력 또한 떨어지게 됩니다. 처음에는 사소한 의견 충돌이 쉽게 물리적 충돌로 이어지기도 합니다. 힘든 때일수록 조금씩 양보하고 서로 언행을 조심합시다. 노인이나 만성질환자는 더운 낮 시간대에는 가급적 운동을 삼가고 물을 자주 마시는 것이 더위를 이겨내는 데 좋습니다.

2) 스포츠 손상 주의보

중독 중에 유일하게 해롭지 않은 중독이 있다면 바로 운동 중독을 꼽을 수 있겠지요. 생활수준 향상과 주 5일제에 따른 여가 시간 증가로 일반 국민이 다양한 레저 스포츠를 즐기고 있습니다. 축구, 마라톤, 철인 3종 경기부터 산악 자전거, 스쿠버다이빙, 패러글라이딩에 이르기까지 각종 동호회를 통해 스트레스를 해소하고 인맥을 구축하는 기회로 삼기도 합니다. 운동을 너무 안 해도 문제지만 지나친 운동은 몸속에 활성산소를 유발해 건강에 해로울 수도 있습니다. 건강을 위해 한 운동이 오히려 몸을 악화시킨다면 차라리 안 한 것만 못한 결과가 되겠지요. 운동을 하다 심각하게 다치는 경우가 그러한 예입니다.

축구를 하다 십자 인대 손상으로 더 이상 축구를 할 수 없다거나 자전거를 타다 심지어 사망하는 사고까지 발생하는 경우도 있습니다. 스포츠 손상의 다발(多發) 부위는 발목 관절과 무릎 관절이 가장 많고, 요추부, 어깨 관절 순입니다. 발생 부위로는 근육, 건, 인대 등 연부 조직 손상이 85%, 골절이 15% 정도를 차지합니다. 제 환자 중에도 동료와 씨름하다가 팔뚝이 부러져 수술을 받은 사람도 있었고 무릎인대 손상을 당해 1달 이상 깁스를 유지해야만 했던 환자도 있었습니다. 최근에는 무리하게 뛰다가 종아리 근육이 파열된 환자, 발목 관절이 삐끗해 심하게 부은 환자도 발생했습니다.

이렇게 운동하다 다치면 평생 후유증을 남길 수 있기 때문에 항상 다치지 않도록 유념해야 합니다. 운동 시작 전 척추, 어깨, 손목, 무릎, 발목 관절 등을 순서를 정해 풀어주는 일부터 시작합시다. 전반적인 관절과 근육이 충분히 준비가 된 이후에 운동을 시작한다면 부상을 최소화할 수 있을 것입니다.

3) 급성 통증에 대해

병을 앓는 사람을 일컬어 환자라고 하지요. 한문으로 환자의 첫 자인 환(患)을 분석하면 벌레[虫] 2마리와 마음[心]에 꼬챙이가 찔려 있는 모양새를 하고 있습니다. 질병의 고통은 외부 요인인 벌레와 내부 요인인 마음이 합쳐져 생기는 것임을 한자의 구성을 통해 짐작할 수 있습니다. 벌레가 1마리가 아니라 2마리인 이유는 그만큼 외부 요인이 많다는 표현이겠지요. 환자는 이처럼 여러 가지 이유로 고통받는데 가장 흔한 이유는 통증 때문입니다. 만약 통증이 없다면 병을 앓는 것이 별로 두렵지 않을 것 같다는 생각이 듭니다.

하지만 통증이 꼭 나쁜 것만은 아닙니다. 운동 중 뼈, 근육, 인대가 손상되었을 때 통증이 발생하는 이유는 몸이 다쳤으니 사용하지 말라는 신호를 보내는 것입니다. 이때 가장 좋은 치료법은 손상 부위가 치유될 때까지 최대한 그 부위를 사용하지 않는 것이겠지요. 만약 통증이 발생하는 급성기에 무작정 진통제를 복용한다면 몸의 위험 신호가 차단되어 손상 부위를 무의식중에 계속 사용하게 될지도 모릅니다. 그렇게 되면 손상된 연부 조직이 더욱 악화되어 처음에는 사소했던 질병 상태가 만성으로 바뀌는 결과를 초래할 수 있습니다.

진통제의 또 다른 부작용은 혈관을 수축시켜 손상 부위로의 혈액순환을 방해할 수 있다는 것입니다. 따라서 급성기 통증은 함부로 진통제를 남용하지 말고 몸이 보내는 신호가 무엇을 의미하는지 곰곰이 생각하고 이를 존중하는 마음가짐이 필요합니다.

4) 허리 통증의 원인과 치료

오늘은 요통에 대해 말씀드리겠습니다. 허리 통증하면 제일 먼저 디스크를 생각하게 됩니다. 하지만 가장 흔한 원인은 근육 경직으로 인해 발생하고 이를 요추 염좌라고 합니다. 물건을 들던 중 허리를 삐끗한 경우 대부분은 척추 주변 근육 경직에 의한 것입니다. 이러한 근육 경직은 척추 주변으로 혈액순환이 원활하지 못할 때 발생합니다. 평소 자세가 바르지 못하다거나 운동 부족으로 근육이 약해져 있을 때, 혹은 스트레스로 척추에 어혈(瘀血)이 발생하는 경우가 그런 예입니다.

따라서 치료는 척추 주변 근육에 혈액순환이 잘 이루어지도록 따뜻하게 찜질하고 마음을 느긋하게 가지면서 안정을 취하는 것이 주요 치료 방법입니다. 요통의 80%는 이렇게 근육이 원인이 되어 발생합니다. 요통을 빨리 없애려고 진통제를 복용하는 것이 일반적이나 이는 일시적으로 통증을 완화할 수 있을 뿐 척추 주변 혈액순환을 방해해 오히려 치유 기간을 더욱 오래 끌 수도 있습니다.

원인을 알고자 MRI 검사를 하는데 실제 통증 원인은 근육 경직으로 인한 것이지만 MRI 검사에서 우연히 발견된 디스크 팽윤이 통증 원인으로 오인되기도 합니다. 고의는 아니겠지만 이때 디스크 수술로 이어져 별다른 효과를 볼 수 없거나 요통이 심해졌다는 환자도 종종 있습니다. 건강보험심사평가원이 척추 수술을 많이 한 병원 12곳의 환자 진료 기록을 분석한 결과에 따르면 수술 받은 환자의 30%가 보존적 치료를 거치지 않고 1달도 안 되어 수술을 받았는데 이러한 상황에 대해 상당수의 의사도 과하다고 생각하는 것으로 설문 조사 결과 나타났습니다. 현재 한국소비자보호원에 접수되는 수술 관련 피해 사례의 대부분이 척추 질환과 관련된 수술입니다. 따라서 MRI 검사는 요통 발생 후 증상이 2달 이상 지속되거나 신경학적 증상 등이 동반되어 수술이 필요하다는 의사 소견이 있을 때 한해 제한적으로 시행되는 것이 바람직합니다.

5) 화상 주의

　날씨가 많이 추워졌지요? 이곳은 유독 겨울이 빨리 찾아오는 것 같습니다. 이럴 때 뜨거운 커피 한 잔, 비록 인스턴트커피일지언정 몸과 마음을 녹여주는 데 최고가 아닐까요? 커피와 녹차 등 기호 식품이 교정 시설에 공급되기 시작한 것은 2004년부터라고 하니 그런 점에서 무척 다행스러운 일이라 생각합니다. 이처럼 커피를 탈 목적 이외에도 컵라면이나 목욕을 위해 혹은 식수용으로 온수 사용을 원하는 사람이 겨울철에는 급속히 늘어납니다. 물이 뜨거울수록 그리고 그 양이 많을수록 따뜻함을 더 많이 확보할 수 있기에 온수를 받기 위한 노력은 어쩌면 당연한 일이겠지요. 그러다 보니 열탕에 의한 화상 환자가 겨울철에 증가할 수밖에 없습니다.

　화상은 정도에 따라 1도, 2도, 3도 화상으로 나뉩니다. 1도 화상은 피부에 홍반만 생기는 상태로 자연 치유가 가능한 정도를 말합니다. 2도 화상부터는 수포가 동반되는데 얕은 2도 화상과 깊은 2도 화상으로 나뉩니다. 2도 화상의 치료 기간은 발생 범위와 손상 깊이에 따라 짧게는 2주에서 길게는 1달까지 장시간이 소요됩니다. 3도 화상은 피부 이식 수술이 필요한 상태를 말합니다. 화상은 치료 기간도 오래 걸릴 뿐 아니라 화상 치료 시 극심한 통증도 수반됩니다. 따라서 뜨거운 물을 다룰 때는 미연에 화상 사고가 발생하지 않도록 항상 주의하시기 바랍니다.

나가며

다행스럽기도 하면서 희망적인 일은 이 책을 구상하기 시작했던 시점인 2011년으로부터 현재 2016년에 이르기까지 많은 긍정적인 변화가 있었다는 것이다. 첫째, 의료인들이 소통의 필요성에 공감해 2015년 5월 '법무의료연구회'가 출범했고 2015년 11월 28일 제1회 학술대회가 개최되었다. 연구회 구성에는 각 지방 교정청 산하 교정 기관뿐 아니라 범죄예방정책국의 소년보호시설 근무 의사까지 포함되었다. 그동안 대부분의 의료인이 교정 행정에 무관심했던 것이 사실이다. 의료인은 진료만 열심히 하면 된다는 생각과 거듭되는 배려에 익숙해지다 보면 어느 순간 소외감을 느끼게 된다. 의료인 집단은 특권만 주장하지 않고 자율적인 행동 규범을 집단 내부에서 스스로 만들어야 한다. 그와 동시에 의료인의 적극적인 행정 참여가 수반될 때 교정 의료는 더욱 나은 방향을 향해 변화될 수 있다. '들어가며'에서 언급한 미국의 경우처럼, 앞으로의 연구회 활동이 의료인의 자긍심을 고취하고 한국 교정 의료가 한 단계 도약하는 계기가 되기를 바란다. 그리고 연구회는 더 나은 의료 행정이 펼쳐지도록 의견을 제안하고 본부와 의료인을 연결시키는 소통의 가교 역할을 해야 할 것이다. 이를 위해 더욱 많은 의무관이 모일 수 있는 시간과 공간이 필요하다. 지금은 주말과 휴일을 할애해야 하고 장소 대여료 및 식비를 자체 비용으로 충당해야 하는 어려움이 있기 때문이다.

둘째, 교정 행정의 추진 방향 중 교정 의료 분야에도 많은 변화와 혁신이 이루어졌다. 예를 들면 교정 교화를 위한 전문적 치료 프로그램 운영, 원격 화상 진료 시스템 확대 시행, 수용자 의료 처우 심의회 구성에 의한 공정성과 투명성을 확보하려는 방안이 그것이다.

의사가 준수해야 할 의료윤리 원칙 중 정의 원칙이 2015년 가을 국민과 여러 언론의 심판대에 올랐다. 이에 대한 대책으로 수용자 의료 처우 심의회가 2016년 1월 1일 부로 시행되었다. 이를 계기로 더 이상 교정 의료가 공정성 시비에 연루되지 않았으면 한다. 그러자면 더욱 투명하고 열린 교정, 사회와 소통하는 교정이 되도록 노력해야 할 것이다. 정의 원칙을 지키는 것이 국가와 국민의 신뢰를 회복하는 길이기 때문이다.

이 외에도 2015년부터는 임상 연구비 차등 지급을 통한 동기 유발로 독창성과 창의성이 높은 논문을 쓸 수 있는 환경을 만들려는 시도가 있었다. 이는 논문 심사의 공정성이 담보되어야만 효과를 얻을 수 있을 것이다.

그리고 진료의 자율성과 전문성에 관한 보장 측면에서 5년 전보다 여건이 나아졌다. 마지막으로 언급하고 싶은 변화는 제4장에서 거론된 바 있듯이 의무관이 정기적인 직무 교육을 통해 교정의 역사, 환자와 직원의 원활한 소통 방법, 상황별 수용자 처우 기법, 조직 문화 이해 등 다양한 교육에 대한 갈증의 해소다. 이 책의 발간이 이에 어느 정도 기여했다고 여긴다. 다만 의료인 중에는 몇 가지 경우에서 필자와 다른 의견을 가진 분도 충분히 있을 수 있다.

앞에서 살펴본 바와 같이 교정 시설에서 이루어지는 의사-환자 관계의 특징을 다시 한 번 요약 정리하면 다음과 같다. 첫째, 진료 대상이 환자이면서 동시에 수용자라는 점이다. 의료진은 환자를 범죄자로 인식하고 환자는 의료진을 공권력의 일부분으로 생각할 때 치료는 요원한 일이 되어간다. 신뢰를 바탕으로 해야 할 의사-환자의 올바른 관계 형성을 어렵게 한다. 둘째, 의사-환자 관계가 수평적이고 대등한 관계가 아닌 수직적 상하 관계가 되기 쉽다. 구금 환경의 특성상 의사 중심의 일방적인 의료 행위가 이루어질 가능성이 높다. 의료 처우에서 허가와 불허에 대한 결정이 대부분 의무관의 손에 달려 있다. 따라서 자칫 의료인은 환자 앞에서 스스로 막강한 권력을 가진 존재로 착각하기 쉽다. 셋째, 의료가 교정 시설 본연의 존재 목적이 아니기 때문에 의료 행위 선택에서 최선이 아닌 차선을 선택해야 하는 경우가 있다. 넷째, 의사-환자 관계에서 환자는 원하는 의사를 선택할 수 없고 의사는 원치 않는 환자의 진료를 거부할 수 없는 관계이다. 따라서 의사-환자 관계가 단절되는 상황이 발생하지 않도록 주의해야 한다. 다섯째, 기관 내 모든 진료가 무상 의료로 이루어지는 상황이 헌신적인 관계를 어렵게 만든다. 환자는 쉽게 진료 이외의 목적으로 의사를 만나고자 시도하고 이것은 의사로 하여금 환자를 무성의한 태도로 대하게 한다. 여섯째, 윤리적 딜레마에 직면하는 순간이 있다. 의사이면서 공적 업무를 수행하는 공무원으로서 때때로 상충되는 이중적 역할을 감당해야 한다. 일선에서 수시로 맞게 되는 각각의 상황에 대해 명확한 윤리적 행동 강령이 없어 의료 처우를 수행해야 하는 의사는 종종 곤란한 상황에 빠지곤 한다. 환자의 자율성이 제약받는 수용 환경, 보호 장구 착용 및 징벌 집행 과정에서 이학적 검사를 수행해야 하는 심적 불편감, 수용 생활 동안 환자가 요청하는 의료적 처우를 — 비록 그것이 어려운 부탁이 아님에도 — 모두 들어줄 수 없을 때의 난처함 등이 의사-환자 관계를 불편한 관계로 몰아넣는다. 이러한 윤리 규범이 도전받는 상황을 제대로 된 준비나 훈련 없이 맞게 된다면 어떤 의사라도 당혹스러울 것이다.

의료인은 누구나 환자의 편에 서서 최선을 다해야 한다는 전문 직업인으로서의 사명감이 있다. 환자에 대한 헌신적인 자세와 공감하려는 노력이 그들을 치료하는 핵심 기술임을 의료인은 경험을 통해 잘 알고 있기 때문이다. 그러나 전술한 바와 같이 교정 의료의 특성은 의료인으로 하여금 종종 정체성 혼란에 빠지도록 한다. 이러한 정체성 혼란은 자존감 저하와 무력감, 주변에 대한 무관심으로 이어지기 쉽다. 그리고 스스로 동굴 속에 들어가 외부와의 소통을 차단하게 된다. 그래서 교정 시설 의료인이 신규 채용 초기에 안정적으로 정착하고 자생력을 키우기 위해서는 교정의학과 인간 본성에 대한 이해가 필요하고 그와 동시에 확고한 정체성 확립이 필요하다. 또한 인간에 대한 존중감이 저하되지 않도록 수시로 자신을 돌아보고 반성할 수 있어야 한다.

노벨 경제학상 수상자 조지 애커로프(George Akerlof)와 레이첼 크랜턴(Rachel Kranton) 연구의 핵심 아이디어는 "훌륭한 배관공은 어떻게 탄생하는가?"라는 의문에 집약되었다. 그는 그 필수 조건은 기술 훈련도 아니고 성과급도 아니며 배관공 스스로 "나는 훌륭한 배관공"이라고 정체성을 다지는 것이라고 주장했다.[1] 그러나 정체성에 관한 규정은 누가 대신할 수 있는 것도 아니고 그냥 주어지는 것 또한 아니다. 의료인 집단 내부의 지속적인 소통과 결속을 통해서만 가능하다. 의무관은 의사로서의 전문성과 의료윤리를 지키고자 하고 직원은 교정직 공무원으로서의 역할을 잘 해주기를 기대한다. 이러한 상황에서 정체성 혼란과 심적 갈등으로 주저하고 망설이는 모습을 보인다면 직원에게서 신뢰를 잃게 만드는 원인이 된다. 임용 초기 특히 두드러진 이러한 정체성 혼돈과 직무에 대한 인식 부재는 근무 만족도와 자존감을 떨어뜨릴 뿐 아니라 종종 체념과 허무주의에 빠져들게 만드는 원인이 되고 있다.

교정 의료에 대한 국민의 기대치가 날로 높아지는 현시점에서 이에 부응하고자 다각도로 노력하고 있지만 우선적으로는 풍부한 경험과 식견을 가진 민

---

1) 폴 콜리어, 『엑소더스』, 김선영 옮김(21세기 북스, 2014), 48쪽.

간 의료인의 많은 유입이 절실하다. 교정 시설 지원을 망설이시는 분께 말씀 드리고 싶다. 공중 보건 의료 분야, 특히 의료 취약 계층인 노숙자 등을 위주로 치료하는 시립 병원이나 의료원에서 의사로 일하는 것, 그리고 교정 시설에서 수용자를 상대로 진료하는 것은 경제적인 보상과는 다소 거리가 멀다고 할 수 있다. 이러한 점이 많은 의사가 이 분야에 무관심한 이유이기도 하다. 하지만 경제적으로 훨씬 많은 봉급과 수익을 올릴 수 있다고 해서 자신의 일에서 성취감과 보람이 보장되지는 않는다.

필자는 많은 의사가 외면하는 교정 시설에서 일하면서도 이전 직장에서 결코 느끼지 못했던 일의 의미와 가치를 느끼게 되었다. 물론 교정 의료를 얼마간 터득하고 조직 문화를 이해하게 된 후부터이긴 하지만 말이다. 우선 노숙자 등 치료받아야 할 질병을 제때 치료받지 못한 의료 소외 계층을 치료하는 일은 공공 의료의 기능을 가진다. 노숙자는 아니지만 만성 조현병이나 알코올 중독 혹은 약물 중독 상태에 빠져 위생과 영양 상태가 지극히 불량한 집단도 치료 대상이다. 이들 집단은 평소 건강에는 전혀 무관심한 집단이고 결핵, 매독, 만성 B형, C형 간염, 에이즈 등에 감염되어 있을 확률이 아주 높다. 특히 결핵 발병률이 높은 한국에서 활동성 폐결핵 환자를 격리시키고 완치시키는 일은 매우 중요한 일이다. 환자는 자신의 건강을 생각하고 이상 증상이 있을 시 언제든 병원을 정기적으로 방문하고자 하는 의지가 있을 때만 치료가 가능하다. 이들에게 구속은 오히려 기사회생의 기회가 되고 감염의 지역사회 전파를 막는 일거양득 효과가 있다. 교정 시설에서는 완치가 확정될 때까지 매일 환자가 항결핵약을 규칙적으로 복용하는지 여부를 직원이 눈으로 직접 확인하고 있다. 이것은 현재 일부 선진국에서만 시행되고 있는 DOT(Directly Observed Treatment) 서비스로 보건 센터 방문 요원이 직접 복약 확인하는 것을 말하고 한국도 몇 곳의 시, 도에서 시범 사업을 추진 중이다. 이 제도가 교정 시설에서는 이미 오래전부터 시행되고 있는 것이다.

신체적인 치료 역할 이외에 수용자의 재활과 사회 복귀를 돕는 기능도 있다. 알코올 중독자, 마약 중독자, 성폭력 사범과 수시 면담을 통해 이들이 자신의 문제를 스스로 깨닫고 그릇된 행동을 반복하지 않도록 교육하고 있다. 고혈압, 당뇨 등 생활 습관 병을 가진 환자에게는 단순히 약만 처방하고 끝내는 3분 진료가 아니라 수용 환경 자체가 금연, 금주를 반드시 실천해야만 하는 환경이 되고, 정해진 시간 하루 3끼의 규칙적인 식사와 하루 1시간 이상의 운동 시간이 주어짐으로써 잘못된 생활 습관을 교정하는 소중한 기회가 되기도 한다.

이처럼 17세기에는 자선이라는 명분하에 광인, 걸인, 경범죄자를 별도 구분 없이 단순히 사회와 격리시키기 위한 목적에서 수용해왔던 구빈원이 18세기에는 광인 치료를 위한 정신병원과 범죄자를 처벌하기 위한 형 집행기관으로 분리되는 과정을 거쳐, 오늘날에는 공공 보건 기관으로서의 역할부터 재활 교육, 직업훈련을 통한 성공적인 사회 복귀를 돕는 조력처로서까지 그 기능은 점차 전문화, 다양화되고 있다. 박원순 서울 시장도 한 대학 강연에서 "감옥은 꼭 한 번 가보시기 바란다"라고 했다. 고통의 시간이고 인내의 시간이면서 자신을 돌아보고 앞날을 계획하는 전화위복의 시기가 될 수도 있다는 말이다.

이 책을 통해 의업에 열정을 가진, 그리고 인간에 대한 애정으로 헌신적으로 일할 수 있는 의사가 많은 관심을 가져주기를 바란다. 남들이 흔히 선택하는 평범한 길이 아닌 아무도 가지 않은 길을 개척할 때 뜻밖의 성취를 맛볼 가능성이 많다. 경제적으로는 풍요로운 길이 아닐지 모르지만 의료 소외 계층이나 공공 의료 분야에 관심 있는 의사가 많아질수록 의료인은 국민의 지지와 사랑을 지금보다 훨씬 더 많이 받을 수 있을 것이다. 이곳에서 의업의 길을 함께 헤쳐나가면서 일의 의미와 가치를 나누고 성취를 함께 이루어갈 동료를 손꼽아 기다려본다.

부록

우리는 자랑스러운 대한민국의 공무원이다.

우리는 헌법이 지향하는 가치를 실현하며 국가에 헌신하고 국민에게 봉사한다.
우리는 국민의 안녕과 행복을 추구하고 조국의 평화 통일과 지속 가능한 발전에 기여한다.

이에 굳은 각오와 다짐으로 다음을 실천한다.

하나. 공익을 우선시하며 투명하고 공정하게 맡은 바 책임을 다한다.
하나. 창의성과 전문성을 바탕으로 업무를 적극적으로 수행한다.
하나. 우리 사회의 다양성을 존중하고 국민과 함께하는 민주 행정을 구현한다.
하나. 청렴을 생활화하고 규범과 건전한 상식에 따라 행동한다.

공무원 헌장 실천강령

하나. 공익을 우선시하며 투명하고 공정하게 맡은 바 책임을 다한다.
· 부당한 압력을 거부하고 사사로운 이익에 얽매이지 않는다.
· 정보를 개방하고 공유하여 업무를 투명하게 처리한다.
· 절차를 성실하게 준수하고 공명정대하게 업무에 임한다.

하나. 창의성과 전문성을 바탕으로 업무를 적극적으로 수행한다.
· 창의적 사고와 도전 정신으로 변화와 혁신을 선도한다.
· 주인 의식을 가지고 능동적인 자세로 업무에 전념한다.
· 끊임없는 자기 계발을 통해 능력과 자질을 높인다.
하나. 우리 사회의 다양성을 존중하고 국민과 함께하는 민주 행정을 구현한다.
· 서로 다른 입장과 의견이 있음을 인정하고 배려한다.

· 특혜와 차별을 철폐하고 균등한 기회를 보장한다.
· 자유로운 참여를 통해 국민과 소통하고 협력한다.

하나. 청렴을 생활화하고 규범과 건전한 상식에 따라 행동한다.
· 직무의 내외를 불문하고 금품이나 향응을 받지 않는다.
· 나눔과 봉사를 실천하고 타인의 모범이 되도록 한다.
· 공무원으로서의 명예와 품위를 소중히 여기고 지킨다.

의사 윤리 강령*

제정: 1977.4.12
전문개정: 2006.4.22

1. 의사는 인간의 존엄성과 가치를 존중하며, 의료를 적정하고 공정하게 시행하여 사람의 건강을 보호증진함에 헌신한다.
2. 의사는 학문적으로 인정된 전문적 의학지식과 양심에 따라 진료를 하며, 상호간에 우애·존경·신의로써 대하고, 품위와 명예를 지킨다.
3. 의사는 최신 전문적 의학지식의 습득에 노력하고, 공중보건의 개선과 발전에 이바지한다.
4. 의사는 진단 및 치료과정에 환자의 의사와 선택을 반영함으로써 환자의 인격과 자기결정권을 존중한다.
5. 의사는 진단 및 치료와 관련하여 알게 된 환자에 대한 비밀과 사생활을 보호하며, 환자의 이익에 반하는 제도의 개선과 환자에 대한 책임을 다하도록 노력한다.
6. 의사는 응급환자가 아닌 자에 대하여 진료방해, 과잉진료요구 등 정당한 이유가 있는 때에는 진료를 거부함으로써 건강한 진료문화의 발달에 기여한다.
7. 의사는 죽음을 앞둔 환자의 고통을 줄이고, 환자가 인간답게 자연스러운 죽음을 맞을 수 있도록 최선을 다한다.
8. 의사는 인체 및 생명공학 연구와 관련하여 피험자의 생명, 건강과 인격을 존중하고 윤리적, 의학적, 사회적 타당성을 검토함으로써 의술 향상 및 인류의 건강 증진에 기여한다.

* 대한의사협회는 2006년 이후 10년 만에 의사 윤리 강령과 의사 윤리 지침을 개정하려고 현재 논의 중이다. 그중 2006년 개정 때 삭제되었던 샤프롱(Chaperon) 제도의 부활 여부를 검토 중인데 성추행 등 불필요한 오해를 방지하기 위해 보호자나 간호사 등 제3자를 진료 과정에 참여시키는 것을 말한다. 교정 시설에서는 이미 오래전부터 수용자와 의료인 양 측을 보호할 목적으로 샤프롱 제도를 철저히 준수하고 있다.

1. 법정 감염병 분류 기준

· 제1군감염병: 마시는 물 또는 식품을 매개로 발생하고 집단 발생의 우려가 커서 발생 또는 유행 즉시 방역대책을 수립하여야 하는 감염병.
· 제2군감염병: 예방접종을 통하여 예방 및 관리가 가능하여 국가예방접종사업의 대상이 되는 감염병.
· 제3군감염병: 간헐적으로 유행할 가능성이 있어 계속 그 발생을 감시하고 방역대책의 수립이 필요한 감염병.
· 제4군감염병: 국내에서 새롭게 발생하였거나 발생할 우려가 있는 감염병 또는 국내 유입이 우려되는 해외 유행 감염병으로써, 갑작스러운 국내 유입 또는 유행이 예견되어 긴급히 예방·관리가 필요하여 보건복지부 장관이 지정하는 감염병
· 제5군감염병: 기생충에 감염되어 발생하는 감염병으로써 정기적인 조사를 통한 감시가 필요하여 보건복지부령으로 정하는 감염병.
· 지정감염병: 제1군감염병부터 제5군감염병까지의 감염병 외에 유행 여부를 조사하기 위하여 감시활동이 필요하여 보건복지부장관이 지정하는 감염병.

'감염병의 예방 및 관리에 관한 법률' 제2조 제2호~제7호

[*] 질병관리본부, 「법정 전염병 진단·신고 기준」, 《주간 건강과 질병》, 제6권 제2호(2016), 2, 3, 7쪽. 보건복지부는 이러한 분류 체계를 격리 수준에 따라 ① 고도격리(에볼라, 라싸열 등), ② 음압격리(메르스, 신종 인플루엔자 등), ③ 일반격리(A형 간염, 콜레라 등), ④ 격리가 필요 없는 일반 감염병(지카 바이러스, 말라리아 등)으로 구분하는 방식으로 2016년 상반기에 개정 작업을 진행 중이다.

2. 법정 감염병 분류 및 종류(2016년 1월 기준)

구분	특성	종류	감시방법	신고[5]	보고[6]
제1군 감염병	물 또는 식품 매개 발생 (유행) 즉시 방역 대책 수립 요(6종)	콜레라/ 장티푸스/ 파라티푸스/ 세균성 이질/ 장 출혈성 대장균 감염증/ A형 간염	법정 감염병 감시[7]	지체 없이	지체 없이

제2군 감염병	국가예방접종 사업 상(12종)	디프테리아/ 백일해/ 파상풍/ 홍역/ 유행성이 하선염/ 풍진/ 폴리오/ B형간염[1]/ 일본뇌염/ 수두/ b형헤모필루스인플루엔자/ 폐렴구균	법정 감염병 감시	지체 없이	지체 없이
제3군 감염병	간헐적 유행 가 능성 계속 발생 감시 및 역대책 수립 요(19종)	말라리아/ 결핵/ 한센병/ 성홍열/ 수막구균성 수막염/ 레지오넬라증/ 비브리오패혈증/ 발진 티푸스/ 발진열/ 쯔쯔가무시증/ 렙토스피라증 / 브루셀라증/ 탄저/ 공수병/ 신증후군출혈열 / 인플루엔자[2]/ 후천성면역결핍증(AIDS)/ 매 독/ 크로이츠펠트-야콥병(CJD) 및 변종크로 이츠펠트-야콥병(vCJD)	법정 감염병 감시[2] (예외: 인플루 엔자는 표본 감시)	지체 없이[2]	지체 없이[2]
제4군 감염병	국내 새로 발생 또는 국외 유입 우려(19종)	페스트/ 황열/ 뎅기열/ 바이러스성출혈열(마 버그열, 라싸열, 에볼라열 등)/ 두창/ 보툴리 눔독소증/ 중증급성호흡기증후군(SARS)/ 동 물인플루엔자 인체감염증/ 신종인플루엔자[3]/ 야토병/ 큐열/ 웨스트나일열/ 신종감염병증후 군[4]/ 라임병/ 진드기매개뇌염/ 유비저/ 치쿤 구니야열/ 중증열성혈소판감소증후군(SFTS)/ 중동호흡기증후군(MERS)	법정 감염병 감시	지체 없이	지체 없이
제5군 감염병	기생충 감염병 정기적 조사 요(6종)	회충증/ 편충증/ 요충증/ 간흡충증/ 폐흡충증/ 장흡충증	표본 감시[8]	7일 이내	매주 1회
지정 감염병	유행 여부 조사·감시 요(17종)	C형 간염/ 수족구병/ 연성하감/ 첨규콘딜롬/ 성기단순포진/ 클라미디아감염증/ 임질/ 엔테 로바이러스 감염증/ 반코마이신내성황색포도 알균(VRSA) 감염증/ 반코마이신내성장알균 (VRE) 감염증/ 메티실린내성황색포도알균 (MRSA) 감염증/ 다제내성녹농균(MRPA) 감염 증/ 다제내성아시네토박터바우마니균(MRAB) 감염증/ 카바페넴내성장내세균속균종(CRE) 감염증/ 장관감염증[살모넬라균 감염증, 장염 비브리오균 감염증, 장독소성대장균(ETEC) 감 염증, 장침습성대장균(EIEC) 감염증, 장병원 성대장균(EPEC) 감염증, 캄필로박터균 감염 증, 클로스트리듐 퍼프린젠스 감염증, 황색포 도알균 감염증, 바실루스 세레우스균 감염증, 예르시니아 엔테로콜리티카 감염증, 리스테 리아 모노사이토제네스 감염증, 그룹 A형 로 타바이러스 감염증, 아스트로바이러스 감염 증, 장내 아데노바이러스 감염증, 노로바이러 스 감염증, 사포바이러스 감염증, 이질아메바 감염증, 람블편모충 감염증, 작은와포자충 감 염증, 원포자충 감염증]/ 급성호흡기감염증(아 데노바이러스 감염증, 사람 보카바이러스 감 염증, 파라인플루엔자바이러스 감염증, 호흡 기세포융합바이러스 감염증, 리노바이러스 감 염증, 사람 메타뉴모바이러스 감염증, 사람 코	표본 감시	7일 이내	매주 1회

	로나바이러스 감염증, 마이코플라즈마균 감염증, 클라미디아균 감염증)/ 해외유입기생충감염증(리슈만편모충증, 바베스열원충증, 아프리카수면병, 주혈흡충증, 샤가스병, 광동주혈선충증, 악구충증, 사상충증, 포충증, 톡소포자충증, 메디나충증)		

주: 1) B형 간염 신고범위: 급성 B형 간염.
    2) 인플루엔자는 법정 감염병 표본 감시 감염병으로 7일 이내 신고, 매주 1회 보고함.
    3) 신종인플루엔자: 2009~2010년 대유행한 인플루엔자 A(H1N1)pdm09가 아닌 향후 등장할 가능성 있는 새로운 타입의 인플루엔자를 의미함(인플루엔자 A(H1N1)pdm09는 신종인플루엔자 신고 대상 아님).
    4) 신종감염병증후군: 급성출혈열 증상, 급성호흡기 증상, 급성설사 증상, 급성황달 증상 또는 급성 신경 증상의 신종감염병증후군.
    5) 신고: 의사 또는 한의사, 의료 기관의 장 → 관할 보건소로 신고.
    6) 보고: 보건소장 → 시장·군수·구청장 → 특별시장·광역시장·도지사 → 질병관리본부로 보고.
    7) 법정 감염병 감시: 감염병의 예방 및 관리에 관한 법률 제11조에 의해 모든 의사, 한의사, 의료 기관의 장, 부대장(군의관), 감염병 병원체 확인 기관의 장이 신고 의무를 갖는 감시 체계임.
    8) 표본 감시: 감염병의 예방 및 관리에 관한 법률 제16조 및 제11조 제5항에 의해 표본 감시 기관을 지정하고 지정된 기관에 한해 신고받아 운영하는 감시 체계임.

3. 법정 감염병 신고 범위

범례 ○: 신고 대상임/ 범례 ×: 신고 대상이 아님

제1군감염병	환자	의사/ 환자	병원체 보유자
콜레라	○	○	○
장티푸스	○	○	○
파라티푸스	○	○	○
세균성 이질	○	○	○
장출혈성대장균감염증	○	○	○
A형 간염	○	×	○
제2군감염병	**환자**	**의사/ 환자**	**병원체 보유자**
디프테리아	○	○	×
백일해	○	○	×
파상풍	○	×	×
홍역	○	○	×
유행성이하선염	○	○	×
풍진	○	○	×
폴리오	○	○	×
B형 간염1)	○	×	×
일본뇌염	○	○	×
수두	○	○	×
b형헤모필루스인플루엔자	○	○	×
폐렴구균	○	○	×
제3군감염병	**환자**	**의사/ 환자**	**병원체 보유자**
말라리아	○	×	○
결핵	○	○	×
한센병	○	×	×
성홍열	○	○	×

	환자	의사/ 환자	병원체 보유자
수막구균성 수막염	○	○	×
레지오넬라증	○	○	×
비브리오패혈증	○	○	×
발진티푸스	○	○	×
발진열	○	○	×
쯔쯔가무시증	○	○	×
렙토스피라증	○	○	×
브루셀라증	○	○	×
탄저	○	○	×
공수병	○	○	×
신증후군 출혈열	○	○	×
인플루엔자	○	○	×
후천성면역결핍증(AIDS)	○	×	○
매독	○	×	×
크로이츠펠트-야콥병(CJD) 및 변종크로이츠펠트-야콥병(vCJD)	○	○	×
제4군감염병	**환자**	**의사/ 환자**	**병원체 보유자**
페스트	○	×	×
황열	○	×	×
뎅기열	○	○	×
바이러스성 출혈열	○	○	×
두창	○	○	×
보툴리눔독소증	○	○	×
중증급성호흡기증후군(SARS)	○	○	×
동물인플루엔자 인체감염증	○	○	×
신종인플루엔자[2]	○	○	×
야토병	○	○	×
큐열	○	○	×
웨스트나일열	○	○	×
신종감염병증후군	○	○	×
라임병	○	○	×
진드기매개뇌염	○	×	×
유비저	○	×	○
치쿤구니야열	○	×	×
중증열성혈소판감소증후군(SFTS)	○	○	×
중동호흡기증후군(MERS)	○	○	×
제5군감염병	**환자**	**의사/ 환자**	**병원체 보유자**
회충증	○	×	×
편충증	○	×	×
요충증	○	×	×
간흡충증	○	×	×
폐흡충증	○	×	×
장흡충증	○	×	×
지정감염병	**환자**	**의사/ 환자**	**병원체 보유자**
C형 간염	○	×	○
수족구병	○	○	×
임질	○	○	×
클라미디아 감염증	○	×	×
연성하감	○	×	×
성기단순포진	○	×	×
첨규콘딜롬	○	○	×
반코마이신내성황색포도알균(VRSA) 감염증	○	×	○

반코마이신내성장알균(VRE) 감염증	○	×	○
메티실린내성황색포도알균(MRSA) 감염증	○	×	○
다제내성녹농균(MRPA) 감염증	○	×	○
다제내성아시네토박터바우마니균(MRAB) 감염증	○	×	○
카바페넴내성장내세균속균종(CRE) 감염증	○	×	○
장관감염증	○	×	×
급성호흡기감염증	○	×	×
해외유입기생충감염증	○	×	×
엔테로바이러스 감염증	○	×	×

주: 1) B형 간염은 급성 B형 간염만 신고 대상임.
    2) 신종인플루엔자: 2009~2010년 대유행한 인플루엔자 A(H1N1)pdm09가 아닌 향후 등장할 가능성
    이 있는 새로운 타입의 인플루엔자를 의미함.

4. 활동성 폐결핵 환자의 추구 검사

구분		도말/ 배양 양성 환자		도말/ 배양 음성 환자
		6개월 단기 처방 (2HREZ/ 4HR(E))	9개월 단기 처방 (2HRE/7HR(E)/ 9HR(E))	6개월 단기 처방 (2HREZ/ 4HR(E))
추구 검사	도말	2개월째 3개월째 6개월째[1] 단, 6개월째 판정 미정이면 1회 추가	2개월째 3개월째 9개월째[2] 단, 9개월째 판정 미정이면 1회 추가	2개월째 3개월째 6개월째
	배양	5개월째 6개월째	5개월째 7개월째 9개월째	5개월째
	X선	2개월째 3개월째 6개월째	2개월째 5개월째 7개월째 9개월째	2개월째 3개월째 6개월째

주: 1) 도말 또는 배양 양성 폐결핵 환자는 도말과 배양 검사가 2회 연속 음성으로 나올 때까지 추구 검
    사 지속 실시.
    2) 균 양성 재발자 중 단기 처방(6, 9개월)에서 연장 치료(9, 12개월)한 환자의 추구 검사(흉부 X선
    및 도말 검사)는 9, 12개월째 실시.
자료: 질병관리본부, 『결핵관리지침』(2015).

참고문헌

국내 문헌

강북삼성병원. 2015. "밥 빨리 먹으면 위염 위험 71% 상승." http://www.kbsmc.co.kr/he althinfo/healthinfo_book_read.jsp(검색일: 2015.12.21)

강준식. 2008. 『다시 읽은 하멜표류기』. 웅진지식하우스.

국가인권위원회. 2002. 「구금시설 수용자 건강권 실태조사, 인권상황 실태조사 보고서」.

_____. 2009. 「구금시설 내 수용자 건강권 보장을 위한 토론회」.

_____. 2010. 「구금시설 수용자 건강권 실태조사, 인권상황 실태조사 보고서」.

괴테, 요한 볼프강 폰(Johann Wolfgangvon Goethe). 2008. 『색채론』. 권오상·장희창 옮김. 민음사.

그루프먼(Jerome Groopman)·하츠밴드(Pamela Hartzband). 2013. 『듣지 않는 의사, 믿지 않는 환자』. 박상곤 옮김. 현암사.

김광섭. 1976. 『나의 옥중기』. 창작과 비평사.

김구. 2005. 『백범일지』. 도진순 주해. 돌베개.

김근태. 2007. 『남영동』. 중원문화.

김기태. 2013. 『병원장사』. 씨네21북스.

김동인. 2004. 『약한자의 슬픔 (외)』. 범우.

김종수. 2008. 『현대의학의 불편한 진실』. 아트하우스.

김형중. 2012. 「고려전기의 감옥조직과 그 기능에 관한 연구」. ≪교정연구≫, 제57호.

대한가정의학회. 1997. 『가정 의학』.

대한간학회. 2013a. 『만성 B형 간염 진료 가이드라인』.

_____. 2013b. 『만성 C형 간염 진료 가이드라인』.

대한의학회·대한의사협회. 2014. 『굿 닥터스』. 맥스미디어.

리델, 펠릭스 클레르(Felix Clair Ridel). 2008. 『나의 서울 감옥생활 1878』. 유소연 옮김. 살림.

박병호. 1994. 『세종 시대의 법률』. 세종대왕기념사업회.

법무부 교정국. 2003. 『교정행정 개선』.

법무부 교정본부. 2012.『교정의 새로운 비전, 품격 있는 일류교정』.

_____. 2014.『대한민국 교정행정』.

법무부·한국건강관리협회. 2011.『건강상태 및 생활습관 조사결과 분석』.

_____. 2015.『건강상태 및 생활습관 조사결과 분석』.

보건복지부. 2014.『국민기초생활보장사업안내』.

블록, 맥스웰 그렉(Maxwell Gregg Bloche). 2011.『히포크라테스는 모른다』. 박재영 옮김. 청년의사.

서긍. 2005.『고려도경』. 민족문화추진회 옮김. 서해문집.

세계보건기구. 2009.『WHO 구금시설 건강권 보장을 위한 지침서』. 박광선 외 옮김.

손명세. 1996.「수용자의 보건의료실태 및 관리방안」. 한국형사정책연구원.

손자(孫子). 2012.『손자병법』. 김광수 해석. 책세상.

쇼터, 에드워드(Edward Shorter). 2009.『정신의학의 역사』. 최보문 옮김. 바다출판사.

수원화성박물관대학 엮음. 2011.『조선시대 생활사』.

식약처. 2015.4.1. "2014년 의약품 안전성 정보 보고 동향 분석".

신동원. 2014.『조선의약 생활사』. 들녘.

신영복. 1998.『감옥으로부터의 사색』 돌베개.

신준식. 2014.「구금시설 의무관 인식조사에 의거한 의사채용 활성화 방안 연구」.≪교정연구≫, 제65호.

_____. 2015.「의사의 시각에서 본 스페인 구금시설의 첫인상」.≪교정담론≫, 제9권 제1호.

심재우. 2013.『네 죄를 고하여라』. 산처럼.

안길정. 2005.『관아를 통해서 본 조선시대 생활사』. 사계절.

양병환. 2004.「성숙한 뇌의 해마 신경발달」.≪BioWave≫, Vol. 6, No. 10.

여인석 외. 2012.『한국의학사』. KMA 의료정책연구소.

와일드, 오스카(Oscar Wilde). 1998.『옥중기』. 배주란 옮김. 누림.

아다치 마사카쓰(安達正勝). 2012.『왕의 목을 친 남자』. 최재혁 옮김. 한권의 책.

완제크, 크리스토퍼(Christopher Wanjek). 2006.『불량의학』. 박은영 옮김. 열대림.

오갑근. 2014.「2013년 전국 회원실태 보고」.≪의료정책포럼≫, Vol. 12.

오무경 외. 2012.「국공립병원 의사의 근무지속의사 관련 요인」.≪보건행정학회지≫, Vol. 22, No. 3.

원보영. 2010.『의료 민속학적 연구』. 민속원.

위고, 빅토르(Victor Hugo). 2004.『사형수 최후의 날』. 한택수 옮김. 궁리.

이광수. 1999.『무명』. 맑은소리.

이경록·신동환. 2001. 『고려시대의 의료제도와 그 성격』. 대한의사학회.

이병훈. 2003. 「의과대학의 문학교육을 보는 몇 가지 시각」. ≪한국의학교육≫, 제15권 제3호.

이소가야 스에지(磯谷季次). 1988. 『우리 청춘의 조선』. 김계일 옮김. 사계절.

이시하라 유미(石原結實). 2012. 『아침 5분 건강법』. 이정은 옮김. 아이콘북스.

이영근. 1991. 「한국 교정시설 내 처우의 개선방안」. ≪교정연구≫, 창간호.

_____. 1997. 「수형자 처우의 이론과 실제」. ≪교정연구≫, 제7호.

이윤성. 2011.6.2. "확실히 의료과오소송에 걸리는 10가지 방법". ≪의계신문≫.

이화영. 2012.6.4. "의료는 인권 보호할 수도, 침해할 수도 있는 양날의 검". ≪라포르시안≫.

임선미 외. 2012. 「보건소 근무의사에 관한 조사연구」. ≪대한의사협회지≫, Vol. 55, No. 2.

자페, 잭(Jack Jaffe). 2012. 『어느날 당신이 눈을 뜬 곳이 교도소라면』. 한영선 옮김. 푸른 나무.

장열한. 2012. 『감옥에도 사람이 살더라』. 미래를 소유한 사람들.

장용석 외. 2009. 「한국의 사회적 자본과 갈등」. ≪한국조사연구학회 조사연구≫, 제10권 제2호.

전두수 외. 2010. 『허혈성 심장병의 심전도』. 고려의학.

정경희 외. 2014. 「한국 소아청소년정신과 의사의 전문적 치료현황」. ≪J Korean Acad Child Adolesc Psychiatry≫, Vol. 25, No 1.

정약용. 2011. 『목민심서』. 최박광 역해. 동서문화사.

정현천. 2011. 『나는 왜 사라지고 있을까?』. 리더스북.

조관일. 2012. 『비서처럼 하라』. 샘앤파커스.

조명형. 2000. 「교정시설 난방방식에 관한 소고」. 법무부.

조성남 외. 2008. 「단약동기증진 프로그램 매뉴얼 개발 연구 보고서」. 식약청.

존슨, 앨버트(Albert R. Jonsen). 2014. 『의료윤리의 역사』. 이재담 옮김. 로도스.

질병관리본부. 2012. 『HIV/AIDS 관리지침』.

_____. 2013. 「법정 전염병 진단·신고 기준」. ≪주간 건강과 질병≫, 제6권 제2호.

최영아. 2015. 『질병과 가난한 삶』. 청년의사.

토폴, 에릭(Eric Topol). 2012. 『청진기가 사라진다』. 박재영 외 옮김. 청년의사.

푸코, 미셸(Michel Foucaul). 2003a. 『감시와 처벌』. 오생근 옮김. 나남.

_____. 2003b. 『광기의 역사』. 이규현 옮김. 나남.

프랜시스, 앨런(Allen Frances). 2014. 『정신병을 만드는 사람들』. 김명남 옮김. 사이언스북스.

핑커, 스티븐(Steven Pinker). 2014. 『우리 본성의 선한 천사』. 김명남 옮김. 사이언스북스.
한국형사정책연구원. 2000. 『조선시대 행형제도에 관한 연구』.
홍이섭. 2004. 『세종대왕』. 세종대왕기념사업회.
황석영. 2000. 『오래된 정원』 하권. 창작과 비평.
헌트, 린(Lynn Hunt). 2009. 『인권의 발명』. 전진성 옮김. 돌베개.
현대경제연구원. 2014. 「한국 사회자본, 나를 넘어 공동체로」.

외국 문헌

Anno, B. Jaye. 2001. *Correctional health care: Guideline for the management of an adequate delivery system*(National Institute of corrections).

Hauser, Kasper, Braunwald Longo and Fauci Jameson. 2005. *Harrison's Principles of Internal medicine*(16th ed.). McGraw Hill Medical.

Kang, Wha S., Seon-Hee Yim, Ilene Harris, Hyunjoo Na and Pyeong M. Kim. 2013. "Students' perspectives about the medical humanities curriculum at the Catholic University of Korea." *International Journal of Medical Education*, Vol. 4.

Puisis, Michael. 2006. *Clinical practice in Correctional medicine*(2nd ed.). Mosby.

기타

KMA 교육센터(http://edu.kma.org/main/index.asp)
국가공무원 인재개발원(http://cyber.coti.go.kr)
http://www.kaaj.com/psych/smorder.html

찾아보기

지은이 신준식

    현대 아산재단 산하 병원에서 전공의 수련 과정을 거쳐 가정의학과 전문의 자격을 취득했다. LG전자 부속의원장, 삼성생명 검진 센터장을 역임하는 등 대기업에서의 조직생활은 공직생활에 큰 기반이 되어주었다. 알코올 전문병원에서 가정의학과장을 역임 후 지방 광역시에서 개인병원장으로 5년간 병원을 운영하기도 했다. 교정 1번지라 일컫는 서울구치소 기술서기관으로 신규 임용되면서 공직생활 첫발을 내디뎠다. 현재는 법무부 서울지방교정청 산하기관에서 의무과장으로 재직 중이다. 약 10년 전 LG전자 부속의원장 재직 시절, 격주로 사내 게시판에 사원들을 위한 '건강 칼럼'을 게재하면서 시작된 글쓰기가 현재는 법무부 보라미 방송의 <3분 희망진료실> 코너를 통해 매주 수용자와 그 가족에게 올바른 의학정보를 제공하는 것으로 이어지고 있다. 현재 법무의료연구회 학술이사로 활동하고 있고 법무연수원 주관 공중보건의사 직무교육에도 참여하는 등 교정 의료에 각별한 마음을 갖고 있다.

한울아카데미 1894

구금과 의료

감시와 처벌을 넘어서

신준식 ⓒ 2016

지은이 ㅣ 신준식
펴낸이 ㅣ 김종수
펴낸곳 ㅣ 한울엠플러스(주)

편집책임 ㅣ 배유진
편집 ㅣ 강민호

초판 1쇄 인쇄 ㅣ 2016년 4월 29일
초판 1쇄 발행 ㅣ 2016년 5월 17일

주소 ㅣ 10881 경기도 파주시 광인사길 153 한울시소빌딩 3층
전화 ㅣ 031-955-0655
팩스 ㅣ 031-955-0656
홈페이지 ㅣ www.hanulmplus.kr
등록번호 ㅣ 제406-2015-000143호

Printed in Korea.
ISBN 978-89-460-5894-1 93510(양장)
ISBN 978-89-460-6169-9 93510(학생판)

* 가격은 겉표지에 표시되어 있습니다.
* 이 도서는 강의를 위한 학생판 교재를 따로 준비했습니다.
  강의 교재로 사용하실 때는 본사로 연락해주십시오.